HUNDE IN DER

Psychotherapie

Rosa van Almen

Dogs&Jobs

Hunde in der Psychotherapie Copyright © 2016 Dogs&Jobs Verlag
www.dogsandjobs.de
www.dogsandjobsverlag.de

Das Werk einschließlich all seiner Inhalte und Bilder ist urheberrechtlich geschützt. Jede Verbreitung, Vervielfältigung, Reproduktion, Übersetzung, Mikroverfilmung, Einspeicherung, auch in elektronischen Medien, als Ganzes oder in Auszügen, ist untersagt und strafbar ohne ausdrückliche schriftliche Genehmigung des Verlags.
Alle Inhalte dieses Buches sind frei erfunden. Ähnlichkeiten mit lebenden oder verstorbenen Personen sind nicht beabsichtigt. Gleichwohl auftretende Ähnlichkeiten sind zufällig. Ein Rückschluss auf Identitäten ist durch systematische Variation der Identitätsmerkmale nicht möglich.
Eine Haftung für den Inhalt dieses Buches wird hiermit ausgeschlossen. Der Verlag und der Autor können keine Haftung für jede Art von Unfällen, Ansprüchen oder Schäden, die aufgrund von Informationen aus diesem Buch entstehen können, übernehmen. Haftungsansprüche gegen den Verlag oder den Autor für Schäden materieller oder ideeller Art, die durch die Nutzung oder Nichtnutzung der Informationen oder durch die Nutzung fehlerhafter oder unvollständiger Informationen verursacht wurden, sind grundsätzlich ausgeschlossen. Alle Rechts- und Schadensersatzansprüche sind ausgeschlossen.
Das Buch wurde mit größter Sorgfalt erstellt, allerdings können der Verlag und der Autor keine Haftung für die Vollständigkeit, Aktualität und Richtigkeit der Inhalte in diesem Buch übernehmen. Der Verlag und der Autor können keine juristische Verantwortung sowie Haftung in irgendeiner Form für fehlerhafte Angaben und daraus entstandene Folgen übernehmen.

Bibliografische Information der Deutschen Nationalbibliothek:
Die Deutsche Nationalbibliothek verzeichnet diese Publikation in der Deutschen Nationalbibliografie; detaillierte bibliografische Dateien sind im Internet über http://dnb.dnb.de abrufbar.

Buch und Cover Design Yes!Design

ISBN: 978-3-944473-14-7

Erste Auflage: September 2016

Inhalt

Kapitel 1: Was können Hunde leisten? **5**

Kapitel 2: Wie alles begann **9**

Kapitel 3: Mein Einstieg in die Arbeit mit Tieren **16**

Kapitel 4: Einmal Molosser – immer Molosser **21**

Kapitel 5: Eine 30-jährige Erfolgsgeschichte **26**

Kapitel 6: Therapiereitpferd & Co **28**

Kapitel 7: Zwangsstörung **32**

Kapitel 8: Angsterkrankungen **37**

Kapitel 9: Burn-out bei einer Asperger-Patientin **42**

Kapitel 10: Selbstverletzung **47**

Kapitel 11: Holocaust in meiner Praxis **54**

Kapitel 12: Trauer- und Sterbebegleitung **59**

Kapitel 13: Möglichkeiten und Gefahren **63**

Über die Autorin **73**

Kapitel 1

Was können Hunde in der tiergestützten Psychotherapie leisten?

Hunde sind vertrauensbildende „Türöffner". Zu Beginn fungieren sie als „Eisbrecher", indem sie die Beziehungsgestaltung zwischen TherapeutIn und PatientIn förderlich unterstützen. Sie helfen anfängliche Widerstände der Patienten zu mindern, indem sie helfen, eine angenehme offene Atmosphäre entstehen zu lassen, in der es leichter fällt, über die eigenen Probleme und Schwierigkeiten zu sprechen. Hunde können während der Sitzungen beruhigend und angstmindernd wirken.

Durch Übertragungs- und Projektionsprozesse können sie Patienten helfen, leichter über ängstigende und beunruhigende Aspekte zu sprechen und auch leichter an unbewusste Inhalte zu gelangen. Gleiches gilt, wenn Hunde als „sicherer Hafen" und „sichere Basis" fungieren.

Auch fällt es dann in der Regel leichter, schmerzhafte Erlebnisse zu reflektieren. Zudem wird der/die PatientIn eher neue Möglichkeiten erkennen und kreative neue Verhaltensweisen erproben, wenn er/sie

sich sicher fühlt und emotionale Unterstützung erfährt.
Seit geraumer Zeit werden Tiere ganz bewusst wegen ihrer positiven und beruhigenden Wirkung auf den Körper, die Seele sowie den Geist des Menschen im Rahmen therapeutischer Settings eingesetzt. Hierbei kommt dem Hund als „Freund des Menschen" eine ganz besondere Bedeutung zu. Er ist das erste Tier in historischer Hinsicht, welches domestiziert wurde. Der Hund gehört unter den Vierbeinern zu denjenigen, welche sich in der gemeinsamen Geschichte in ihrem Ausdrucksverhalten am besten auf den Menschen eingestellt haben und bei vielen Menschen positive Gefühle, Gedanken und Erinnerungen auslösen. Seine wohltuende Wirkung auf den Menschen ist inzwischen hinlänglich bekannt. Verschiedenste Untersuchungen wurden initiiert, um die Wirkmechanismen tiergestützter Therapie nachzuweisen.[1]
Doch bedingt durch die Vielfalt der unterschiedlichen Interventionsformen und ein fehlendes theoretisches Gesamtkonzept ist es ungeheuer schwierig, die Wirksamkeit tiergestützter Interventionen nachzuweisen. „Zwar liegen zahlreiche Einzelfallberichte vor und auch jeder, der mit Tieren arbeitet, weiß um deren besondere Bedeutung im therapeutischen oder pädagogischen Prozess, jedoch ist es bis heute offen, ob Tiere eine spezifische Wirkung entfalten oder eher unspezifisch die Atmosphäre so verändern, dass Therapie erleichtert wird."[2]
Für den Bereich der tiergestützten Interventionen zeigte eine Untersuchung der Arbeitsgruppe um Andrea Beetz (Beetz et al. 2011), dass in einer Stresssituation in der Anwesenheit von Tieren die physiologischen Indikatoren von Stress weniger stark ansteigen.[3]

---

[1] FITT Forschungsbericht 4/2013 des Freiburger Instituts für tiergestützte Therapie (Rainer Wohlfarth, Bettina Mutschler, Eva Blitzer).

[2] ebd. S. 5.

[3] ebd. S. 7.

Im Kontakt zu einem Hund erleben Patienten erstmals häufig nach langen Jahren bedingungslose Akzeptanz, ehrliche und direkte Rückmeldung. Hunde besitzen einen hohen Aufforderungscharakter, dem sich das menschliche Gegenüber kaum entziehen kann. Ein Patient muss nicht befürchten, von einem Hund abgewiesen oder alleingelassen zu werden. Hunde akzeptieren ihr menschliches Gegenüber vorbehaltlos und ungeachtet von Äußerlichkeiten, Lebensgeschichten, Krankheiten, Intelligenzquotienten und Neurosen. Sie vermitteln Sicherheit, da sich das menschliche Gegenüber der uneingeschränkten Zuwendung gewiss sein kann, der Hund nicht kritisiert, in seiner Botschaft Eindeutigkeit liegt und das Verhalten relativ vorhersagbar ist.
Eine weitere sehr wertvolle Eigenschaft von Hunden ist, dass sie instinktiv die Stimmungslagen der sie umgebenden Menschen wittern und dementsprechend reagieren. Positive Erfahrungen im Mensch-Tier-Kontakt führen im besten Fall dazu, dass die betroffenen Menschen ermutigt werden, Vertrauen zu einem anderen Lebewesen aufzubauen und diese Erfahrungen auf die Beziehungsebene Mensch-Mensch mit dem Tier als Brückenfunktion zu übertragen.
Die stressreduzierenden Effekte von sozialer Unterstützung – sei es von einem Menschen oder einem Haustier – beruhen wahrscheinlich auf der Aktivierung des Oxytozinsystems. Insbesondere dann, wenn es zu Körperkontakt in einer vertrauten Beziehung kommt, wird das Hormon Oxytozin freigesetzt. Da Oxytozin die Aktivierung der Stress-Systeme hemmt, reduziert sich der Stress von Individuen, die in einer belastenden Situation die Nähe zu einer vertrauten Bindungsfigur suchen und von dieser (psychisch und körperlich) getröstet werden. Die beschriebene, stressreduzierende Wirkung von Hunden beruht meiner Meinung nach auf diesem Mechanismus. Aber Oxytozin hemmt nicht nur die Stress-Systeme. Oxytozin erhöht zudem die Fähigkeit sowie die Bereitschaft, sozial angemessen zu interagieren. So bewirkt ein höherer Oxytozinspiegel beispielsweise eine geringere soziale Ängstlichkeit, eine

höhere Empathie sowie ein höheres Vertrauen in Andere. Sollte also tatsächlich in der Beziehung zu einem Tier das Hormon Oxytozin freigesetzt werden, dann bieten tiergestützte Interventionen jenseits der Stressreduktion ein noch größeres Potential.
Weitere Glückshormone neben Oxytozin werden im Kontakt mit einem Tier in der tiergestützten Psychotherapie gebildet, sogenannte „Glückshormone“. Als Glückshormone werden populärwissenschaftlich häufig bestimmte Botenstoffe (Hormone, Neurotransmitter) bezeichnet, die Wohlbefinden oder Glücksgefühle hervorrufen können, und zwar durch stimulierende und/oder entspannende und/oder schmerzlindernd-betäubende Wirkung. Beispiele sind: Dopamin, Serotonin, Noradrenalin, Endorphine, Phenethylamin (PEA).[4]
Darüber hinaus gibt es bis heute noch keine eindeutigen Studien, ob tatsächlich überdauernde Effekte durch tiergestützte Interventionen ausgelöst und langfristig konditioniert und manifestiert werden können.
Mir scheint es in diesem Zusammenhang wichtig zu betonen, dass Tiere von sich aus keinen therapeutischen oder pädagogischen Prozess gestalten, sondern dass sie die vom Therapeuten oder Pädagogen eingeleiteten Lern- und Veränderungsschritte unterstützen und begleiten.

---

[4] vgl. Nagasawa, M., Kikusui,T., Onaka,T. & Ohta,M. (2009). Dog's gaze at its owner increases owner's urinary oxytocin during social interaction. Hormones and Behaviour, 55, 3, 434-441.

Kapitel 2

Wie alles begann – die Geschichte meiner Liebe zu den Molossern

Oftmals werde ich gefragt, woher ich meine Liebe zu Tieren habe. Vermutlich liegt es in meinen Genen. Mein Urgroßvater war königlich bayerischer Tierarzt und meine Familie über Generationen extrem mit Tieren verbunden. Mein Leben war stets begleitet von Hunden, Pferden, Hühnern, Wachteln. Insbesondere die Hunde haben es mir angetan. Im Lauf der Jahre habe ich mich zunehmend auf die sogenannten Molosser eingeschossen. Zu den Molossern gehören als Urstammväter die römischen Kampfhunde, die bis zu 100 kg auf die Waage bringen, aber als Therapiehunde wenig geeignet sind, da allein ihr Anblick alle Patienten lautschreiend in die Flucht schlagen würde. Als Schulmädchen las ich einmal einen Bericht über die Englische Bulldogge in einer Zeitschrift. Sie wurde als sehr eigenwillig bis stur beschrieben, furchterregend aussehend, ein idealer Beschützer- und Familienhund, unendlich gutmütig, schmerzunempfindlich, phlegmatisch und so laut schnarchend, dass man den Lautsprecher des Fernsehers oder Radios in ihrer Gegenwart lauter stellen müsse. Die Englische Bulldogge wurde in diesem Artikel als fürchterlich grimmig aussehend beschrieben, dabei

strotzend vor Liebenswürdigkeit und Charme. Meine späteren Erfahrungen haben dies mehr als bestätigt. Die spezielle Form des Kopfes und die unzähligen Falten verleihen dem Gesicht der Bulldogge ein unendliches Spektrum von Ausdrucksmöglichkeiten. Bulldoggen können strahlen, Grimassen schneiden, lachen, wenn sie unternehmungslustig und fröhlich sind. Umgekehrt können sie todtraurig werden und in unermessliche Trübsal verfallen. Dann sehen sie so gottserbärmlich depressiv aus, dass man sich sofort bei ihnen entschuldigen muss, weil dieser Anblick nicht auszuhalten ist. Dieser Hund ist demnach eine faszinierende Mischung von überströmender Liebenswürdigkeit und verblüffendem Draufgängertum. Blitzschnell sind ihre Angriffsaktionen, wenn es darum geht, jemanden aus der Familie zu verteidigen. Wer diesen auf den ersten Blick gemütlichen, massigen Hund sieht, kann nicht einmal ansatzweise erahnen, wie unerhört rasch sein Reaktionsvermögen ist und mit welcher Höchstgeschwindigkeit er von null auf hundert losrast. Wie ein Porsche.
Um eine Englische Bulldogge besitzen zu wollen, bedarf es einer sehr wesentlichen Grundvoraussetzung an den Besitzer: Er oder sie benötigt ein unendliches Quantum Humor sowie eine gute zahlungsfreudige Hundehaftpflichtversicherung. Die Englische Bulldogge entschädigt dies alles im Übermaß, denn sie ist ein liebebedürftiger, rührend anhänglicher Hund, zeigt in jeder Situation Charakter und ist treu bis in den Tod.
Ich war als kleines Mädchen derart begeistert von dieser Beschreibung, dass ich beschloss, mir irgendwann einen solchen Hund zuzulegen. Da es sich bei der Englischen Bulldogge um eine äußerst seltene Rasse handelte, bekam ich jahrzehntelang niemals lebend eine zu Gesicht. Stattdessen befanden sich die unterschiedlichsten Rassen an meiner Seite. Dackel, Zwergschnauzer, Riesenschnauzer, American Bulldog und Mops. Als mich nach dem Ableben unseres Rauhaardackels wieder mal meine alte Sehnsucht nach einem Englischen Bulldog überkam, fragte ich meinen Sohn Maximilian, ober er eine Ahnung habe, wo man so ein

seltenes Exemplar zu Gesicht bekäme. Da Maxi ein ungewöhnlich kluger und sozial gut vernetzter junger Mann war, antwortete er wie aus der Pistole geschossen: „Die Jessica, aus meiner Schule, hat eine Englische Bulldogge“. Auf meine Frage, wie er den Hund fände, grinste er verhalten und empfahl mir, ihn mir anzusehen. Das tat ich dann auch.

Als ich bei Jessicas Familie – selbstverständlich nach vorheriger telefonischer Anmeldung – am nächsten Tag läutete, öffnete sich die Türe mit einem Summton. Ich blickte in einen schmalen langen Gang. Aus dem Hintergrund hörte ich ein ohrenbetäubendes Japsen und Grunzen und bevor ich reagieren konnte, schoss mir eine etwa kniehohe Pelzkugel wie ein rotierender Wirbelwind in voller Geschwindigkeit entgegen und rammte mich derart gekonnt, dass mir beide Beine weggezogen wurden und ich äußerst unsanft auf dem Boden landete. Das war Oskar. Im Hintergrund schrien Jessica und ihre Mutter: „Keine Angst, er tut nichts!“ Im nächsten Moment wurde ich von einer glückseligen Englischen Bulldogge , die alles Gezetere ihrer Besitzerinnen geflissentlich überhörte, von oben bis unten abgeschlabbert. Als ich mich endlich aufgerappelt hatte, wurde ich binnen weniger Sekunden erneut so zu Boden geworfen, dass mir Sehen und Hören verging.

Das war meine erste Konfrontation mit einer Englischen Bulldogge. Obgleich mehr am Boden liegend als die Situation überblickend, wurde mir schlagartig klar, mit was für einem enormen Kraftpaket ich es hier zu tun bekommen hatte. Gigantisch. Auch wenn mir jeder Knochen weh tat – ich war mehr als beeindruckt. Nachdem Oskar sich in seinem Freudentaumel einigermaßen so eingekriegt hatte, dass man in dem Getümmel sein eigenes Wort wieder verstand, fragte ich, woher die beiden Damen ihren sensationellen Oskar hätten. Der sei ihnen geschenkt worden, weil die alten Besitzer nicht mit ihm fertig wurden. Aha. Auf meine Frage, wo es denn einen vernünftigen Züchter gebe – ratloses Schulterzucken. Plötzlich rief Jessicas Mutter begeistert aus, sie habe gehört, dass im nahegelegenen Tierheim eine

Englische Bulldogge abzugeben wäre. Ich verabschiedete mich und fuhr zum Tierheim. Hier traf ich auf einen vierjährigen English Bulldog namens Archibald. Der sah mich alles andere als freundlich an. Eher so: „Wehe du fasst mich an, dann fehlt dir hinterher ein ordentliches Stück von deinem Body." Durch den stürmischen Oskar etwas vorsichtiger geworden, fragte ich das Tierheim-Personal nach näheren Daten des Hundes. Mir wurde berichtet, dass ich bitte den kommenden Samstag abwarten sollte. Da kämen nämlich zwei sehr erfahrene Bulldoggenbesitzer, sogenannte „Paten", die mich in die hohe Kunst des Umgangs mit Archibald einweisen würden.

Der Tag rückte näher, die Spannung stieg mit jeder Stunde bis zum verabredeten Zeitpunkt. Wir sollten uns Archie freilaufend ansehen, am Ufer eines Flusses mit Bade- und Plantschmöglichkeiten für Hunde. Selbstredend hatte ich meinen Geländewagen randvoll mit Kindern, die danach dürsteten, Archibald kennen zu lernen. Meine beiden eigenen Kids hechelten schon vor Begeisterung, die vier engeren Freunde und Freundinnen, die sie mitgeschleppt hatten, blieben sicherheitshalber erst mal im Auto sitzen. Als ich mich dem Hundetummelplatz näherte, empfing mich eine ganze Meute Menschen und Hunde, und darunter tobten unverkennbar nicht nur Archibald, sondern zwei weitere Englische Bulldoggen, die sich alle ziemlich ähnlich sahen. Wie sich herausstellte, besaßen Archibalds Paten die Schwester von ihm, und der Züchter all dieser Bulldoggen war auch noch mit seinem Muttertier dabei. Ich wurde sehr kritisch beäugt und nach meiner Motivation befragt und ob ich eine Ahnung von Molossern habe. Meinem ratlosen Blick nach zu urteilen, schlugen drei sehr energisch dreinblickende Bulldogenbesitzer vor, zu mir nach Hause zu fahren um zu überprüfen, wie meine Wohnverhältnisse seien. Die Besichtigung fand allseits Zustimmung. Dann erfuhr ich die Vorgeschichte von Archibald: Er sei von zwei Männern in einem Ein-Zimmer-Appartement zusammen mit einem Windhund gehalten worden. Vor dem Windhund konnte er sich nur durch

Flucht hinters Sofa oder unter den Tisch retten. Archibald entwickelte sich fortan zu einem angriffslustigen Angstbeißer. Seine Furcht und Ohnmacht habe er durch chronisches Einkoten kundgetan, bis die Besitzer ihn einschläfern wollten. Daher verabscheute er seitdem Männer, Hunde und beengtes Wohnen. Das war dem Züchter zu Ohren gekommen und man beschloss, Archibald das Leben zu retten. Verschiedene Versuche, ihn an eine Familie zu vermitteln, scheiterten, da Archibald nach allem biss, was sich ihm unangekündigt näherte. Vor allem nach Männern. Ich fand dieses Verhaltensmuster zum damaligen Zeitpunkt irgendwie charmant, da ich nach einer Scheidung ähnlich drauf war wie dieser Hund. Langer Rede kurzer Sinn: Ich entschloss mich, Archibald zu nehmen und hatte in den „Paten" und dem Züchter der Bulldoggen jede Menge Unterstützung und Hilfe bei der Erziehung des Hundes. Man muss dazu sagen, dass Archibald ein gesundheitlich komplett verwahrloster Hund war, der an einer Demodex litt, schlimme blutende Zwischenzehenzysten hatte und an verschiedenen Stellen seines Körpers kahl war. Nach zwei Jahren war der Hund nicht nur ein völlig unkomplizierter und folgsamer Hund geworden, sondern auch weitgehend gesund. Lediglich seine Krallen waren irrsinnig lang geworden und mussten dringend gekürzt werden. Archibald ließ sich von mir alles gefallen, nur nicht, wenn ich mich mit einer Zange seinen Zehen näherte. So fuhr ich mit meinem Hund zu unserem schon sehr in die Jahre gekommenen Tierarzt, in der Absicht, die Krallen des Hundes von einem Profi schneiden zu lassen. Das war ein gravierender Fehler, den ich bis heute zutiefst bereue. Dann nahm das Drama seinen Lauf. Ich bemerkte die Unruhe des Hundes auf dem Behandlungstisch und schlug vor, mit einem „Paten" wieder zu kommen, weil das Herz des Hundes unter meinen Händen beängstigend schnell schlug. „Ach Schmarrn, das haben wir gleich". Ehe ich mich versah, nahm der Doc eine weiße Mullbinde aus der Schublade und band sie Archibald um Maul und Ohren. Dann setzte er die Zange an. In diesem Moment sackte der mächtige Bulldog zur Seite und sein Urin floss über den Behandlungstisch. Ich schrie auf vor Entsetzen. Der Tierarzt riss die Mullbinde ab und schlug auf die Brust des Hundes ein. Keine Regung. Archibald war erstickt. In einem völlig sinnlosen Versuch, den Hund noch mal zum Leben zu erwecken, rannte der Arsch von Tierarzt nach nebenan und kam mit einem Fläschchen zurück. Damit träufelte er in Archibalds Maul in der idiotischen Absicht lebensrettend einzugreifen. Im Nachhinein wurde klar, dass der bescheuerte Typ völlig fahrlässig von der ersten bis zur letzten Sekunde gehandelt hatte. Einem kurzschnäuzigen Hund darf man niemals die Schnauze zubinden, weil unmittelbares Ersticken die Folge ist. Wiederbelebung hätte man über eine Injektion direkt ins Herz versuchen müssen. Unsere Fassungslosigkeit und Trauer war grenzenlos. Es dauerte etliche Tage, bis ich diesen Schock verdaut hatte. Dann sann ich auf Rache. Den Tierarzt verdonnerte ich unter Androhung aller meiner journalistischen Verbindungen, seine mörderischen Kunstfehler zu verbreiten, zu einer Geldspende in Höhe von damals DM 2.500. Und zwar an das Tierheim, aus dem Archibald kam. Das entsprach in etwa dem Neupreis einer Englischen Bulldogge. Überflüssig zu erwähnen, dass diese Spende nach wenigen Tagen überwiesen wurde.

Das konnte den Verlust des Hundes nicht wettmachen, aber mein empfindlich gestörtes Gerechtigkeitsgefühl war hinterher wieder im Gleichgewicht.

Dann beschloss ich, nach einer angemessenen Trauerzeit, mir wieder einen Molosser zuzulegen, diesmal aber einen langschnäuzigen, den man nicht so leicht beim Krallenschneiden umbringen würde.

Meine Entscheidung fiel nach kurzer Zeit und ich machte mich auf die Suche nach einem American Bulldog. Das war Alaska. Diese American Bulldog-Hündin hatte aber nicht mal ansatzweise den Charme, wie ich ihn bei den Englischen Bulldoggen lieben gelernt hatte.

Insofern dauerte es nur noch kurze Zeit, bis ich einen Züchter für Englische Bulldoggen auftrieb. Bei ihm entdeckte ich Einstein

und es war Liebe auf den ersten Blick. Mit ihm gelang mir der absolute Durchbruch in die tiergestützte Psychotherapie. In kürzester Zeit verbuchte er die tollsten Erfolge bei meinen Patienten. Dafür musste er nicht viel tun. Allein seine Präsenz veränderte schlagartig die Atmosphäre im Raum und die Befindlichkeiten meiner Klienten.
Verschiedene Versuche in den Jahren zuvor waren natürlich ebenso wegweisend. Sowohl mit Hunden anderer Rassen als auch mit meinem Therapiepferd. Doch Einstein toppte alles, was ich an Erfolgen zuvor hatte verbuchen können.

Kapitel 3

Mein Einstieg in die Arbeit mit Tieren

Zur tiergestützten Psychotherapie bin ich rein zufällig gekommen. Mir wurde vor ca. 30 Jahren ein Mädchen überwiesen, das Opfer einer schlimmen Hundebeißattacke geworden war. Ein Schäferhund hatte sie angesprungen und im Gesicht ziemlich verletzt. Dieses Kind weigerte sich nach dem traumatischen Erlebnis das Haus zu verlassen und in die Schule zu gehen. Zum damaligen Zeitpunkt besaß ich einen blutjungen Rauhaardackelwelpen.

Nachdem die kleine Patientin und ich uns in aller Ruhe kennengelernt hatten und sie Vertrauen zu mir gefasst hatte, schlug ich ihr vor, meinen Babyhund zu besichtigen, aus vorsichtiger Distanz selbstverständlich. Das Kind willigte ein und in kürzester Zeit konnte sie sich dem Charme des fröhlichen Dackels nicht entziehen.

Für mein Dafürhalten ist ein Hund, insbesondere ein Welpe, „ein Bündel wild entschlossener Liebe“. Ich konnte beobachten, wie die kleine Patientin in kürzester Zeit ihre Angst reduzierte, und wie sie beim Anblick oder Streicheln des Tieres in einen Zustand der Heiterkeit, Unbeschwertheit und Leichtigkeit geriet.

So beschloss ich, das Angstbewältigungstraining zu steigern und nahm sie mit zu dem Reiterhof, wo mein damaliges Pferd stand und wo es zwei äußerst grimmig aussehende Rottweiler gab, die den Stallbesitzern gehörten. Hier bewegte sich die kleine Patientin sehr mutig – allerdings dicht an meiner Seite und damit abgeschirmt und geschützt vor den bedrohlich aussehenden riesigen Hunden. Zur Belohnung durfte sie dann ein paar Runden im Sattel meines Pferdes machen, während ich sie führte, und das Glück des Kindes war perfekt.

Die nächste Steigerung war dann ein Besuch eines Tierheimes, wo wir gemeinsam durch die Gänge marschierten, an unzähligen wild bellenden Hunden vorbei, die an die Käfigtüren sprangen. Der Geräuschpegel war enorm. Auch das ertrug das kleine Mädchen mit großer Tapferkeit und Neugier.

Wesentlich bei einem verhaltenstherapeutischen Angstbewältigungstraining ist selbstverständlich die gründliche Psychoedukation, d. h. der Patient muss grundlegende Verhaltensmaßregeln im Umgang mit einem Tier erlernen.

Das Ende der Geschichte: Nach ca. acht Stunden war das Kind weitgehend angstfrei und wieder in der Lage, problemlos in die Schule zu gehen.

So kamen in den folgenden Jahren immer wieder mal einer meiner Hunde oder auch mein Pferd zum Einsatz. Erst als ich den kleinen Welpen Einstein bekam, ging ich langsam dazu über, den kleinen Kerl mit in die Praxis zu nehmen. Allerdings mehr der Not gehorchend als aus reiner Tierliebe und Begeisterung. Ich muss hinzufügen, dass ich das absolute Privileg besitze, meine Praxis im obersten Stockwerk meines Hauses zu haben. Insofern kann ich nach jeder Behandlungsstunde ein kurzes Päuschen einlegen, um das Mittagessen vorzubereiten oder nach meinen Hunden zu sehen. Was Einstein in den ersten Wochen seines Daseins in meinem Hause – in Zuständen von Langeweile und Schabernack – darbot, sprengt den Rahmen jeder Vorstellungskraft. Es gab kein Möbelstück ohne Bissspuren von ihm. Offenbar muss ihn sein Milchzahngebiss furchtbar gequält haben. Es gab definitiv nichts, was vor ihm sicher war. Auf sein Konto gingen insgesamt 14 Paar Schuhe, die er nicht wirklich zerbissen, sondern nur auf ihren Geruchsinhalt untersucht hatte. Das Resultat war, dass beinahe jedes Schuhpaar in meinem Haus, ob der Familie gehörend oder auch den Patienten, ein paar Spuren seiner kleinen Beißerchen trugen. Meine Tochter lachte sich ständig kaputt, was die Sache auch nicht besser machte, und mein Sohn dozierte selbstgefällig, dass Einstein uns endlich Ordnung beibringen würde. Erst als alle Schuhe regelmäßig in Schuhschränken eingesperrt wurden, war zumindest dieser Spuk vorüber. Doch der kreativen Einfallswut einer kraftstrotzenden, nur zu Unsinn aufgelegten kleinen Englischen Bulldogge fiel ständig etwas Neues ein. Ich erinnere mich an mein Nokia-Handy, das damals noch mit Antenne ausgestattet war. Das hatte sich Einstein – technikbegeisterter kluger Hund – aus meinem Aktenkoffer geklaut, den ich unvorsichtigerweise unbeaufsichtigt im Wohnzimmer stehen gelassen hatte.

Als ich in einer Pause aus der Praxis runterkam, fand ich Einstein ganz ruhig und konzentriert in seinem Hundekorb vor, wo er sehr beschäftigt schien. Bei näherem Hinsehen entfuhr mir ein Schreckensschrei.

Einstein hatte zwischen seinen beiden Vorderpfoten mein Handy und war dabei, die Antenne des Gerätes in ihre Einzelteile zu zerlegen. Er hatte sichtlich großen Spaß daran, wie sich das Kupferkabel, was einstmals für Funkempfang sorgte, von ihm mit seinen Zähnen in endlose Längen ziehen ließ. Daher waren wir gut beraten, alles, was uns lieb und kostbar war, künftig außerhalb seiner Reichweite gut zu verstecken.

Teppiche lassen sich leider nicht verstecken. Doch Einstein liebte unsere Teppiche sehr. Entweder wurden sie – aus purer Sympathie – von ihm gründlich angenagt oder er machte Pipi drauf, was so viel bedeutete wie: „Jetzt trägt er meine Geruchsspuren und gehört mir." Insofern war ich gezwungen, dieses unglaubliche Bündel junger Hund, strotzend vor

zerstörerischer Kraft und unglaublichem Einfallsreichtum für Schandtaten, ständig unter Kontrolle zu halten.
Sobald ich in seiner Nähe war, markierte er die reine Unschuld, schlief tief und entspannt oder sah mich glücklich an, wenn ich flüsterte: „Einstein, was bist du doch für ein braver Hund!“ Doch wehe, ich drehte ihm länger als ein paar Minuten den Rücken zu. Dann ging das Unheil weiter.
Auf diese Art büßte ich zwei tragbare Telefone der noblen Marke Bang & Olufson ein. Oder meine Lesebrille, ohne die ich wie ein blinder Maulwurf tagelang durchs Haus tappte, weil Einstein sie geschickt zerkaut hatte – das Gestell; die Gläser fand er ungenießbar.
Er machte auch nicht Halt vor unserem wunderschönen Biotop im Garten, das ich jahrelang wie meinen Augapfel hegte und pflegte. Darin lebten ein paar glückliche Goldfische und eine uralte Kröte, die wir mal aus einem Weiher geklaut hatten. Wunder über Wunder blieb sie bei uns. Die Kröte wuchs und gedieh. Einige Jahre. In manchen Monaten bescherte sie uns mit ihrem nicht zu überhörenden Gequake wunderschöne Klangmomente. Doch ihre Tage waren gezählt. Denn es dauerte nicht lange, bis unser frecher Einstein beschloss, Ordnung zu machen im Biotop.
Zuerst riss er nach und nach klammheimlich eine Pflanze nach der anderen aus. Wahrscheinlich dachte er sich: „Überflüssiges Mädchengemüse“. Dann lauerte er unserer Kröte auf und beschloss, sie ein wenig durch den Garten zu tragen, hin und wieder abzusetzen, sie fassungslos zu bestaunen und dann wieder ein Stück weiter zu transportieren. Rein optisch hatten der kleine Bulldog und die uralte Kröte etliches gemeinsam. Ihre Köpfe. Ein Gesicht. Wahrscheinlich trug Einstein die Kröte deswegen so gern herum.
Von all dem bekamen wir wenig mit, lediglich das Endresultat evozierte bei mir einen drohenden Schlaganfall, als ich entdeckte, dass mein Biotop leer geräumt war und unsere Kröte – ohne die leiseste Spur eines Kratzers am Leibe – leblos auf der verdorrten

Seerosenpflanze kauerte. Vermutlich bekam sie irgendwann einen Infarkt. Kurzfristig überlegte ich ernsthaft, aus Einstein Tartar zu machen. Dann überwogen jedoch die Gene meines Urgroßvaters, der Tierarzt war, und mir den genialen Gedanken durchs Gehirn jagte, Einstein jetzt mal ordentlich in die Zange zu nehmen. Mit 24 stündiger Rundumüberwachung.

Ab da hatte Einstein keine freie Sekunde mehr, da ich beschloss, ihn mit in die Praxis zu nehmen. Absolut nicht aus Interesse an der heilsamen Wirkung eines jungen werdenden Therapiebegleithundes, den ich behutsam in die Welt der Psychotherapie einführen wollte. Ganz und gar nicht. Es waren reine wirtschaftliche Vorsichtsmaßnahmen, von meinem Hund nicht in den finanziellen Ruin – durch kontinuierlich sich steigernde Sachbeschädigungen – getrieben zu werden.

Für die Praxis bekam Einstein eine große Kiste, aus der er ohne meine Hilfe nicht herauskam. Die stellte ich direkt neben meinen Behandlungsstuhl. Von hier aus hatte ich den perfekten Überblick auf den Schurken. Und meine mir gegenüber sitzenden Patienten auch. Fortan waren die Augen der Patienten mehr auf meinen Hund gerichtet als auf mich. „Mei, ist der süß!“ Jede Stunde prasselten die gleichen Fragen auf uns ein. „Wie heißt er denn, was frisst er, wie groß wird er, wenn er ausgewachsen ist, warum hat er so viele Falten im Gesicht?“

Das war Einsteins Einstieg in eine steile Karriere als Therapiebegleithund oder besser formuliert „Präsenzhund“.

Kapitel 4

Einmal Molosser – immer Molosser

Die Liebe zu Tieren zog sich in meiner Herkunftsfamilie über Generationen durch wie ein roter Faden. Mein Urgroßvater war Oberstabsveterinär.

Seine Liebe galt jedoch mehr den Pferden. Insofern leitete er auch das Königlich Bayerische Stammgestüt.

In den Generationen danach gab es unterschiedliche Vorlieben für Hunderassen. Auf Bildern sehe ich stets eine Neigung meiner Vorfahren, Hunde nicht einzeln zu halten, sondern paarweise.

Meine Großeltern hatten ein Faible für Schäferhunde. Mein Vater war ein Fan von Terriern. Er hielt als junger Mann würdevoll dreinblickende Airedale-Terrier und später ein munteres Foxterrier-Gespann. Wenn ich auf mein Leben zurückblicke, habe ich so manche Rassen durchprobiert, etliche Tierheimhunde aufgesammelt, bis ich anfing, mir meinen Traumhund schlechthin, die Englische Bulldogge, zuzulegen. Ich habe lange überlegt, was bei mir die Faszination für diese äußerst seltene Rasse auslöste.

Zum einen imponierte mir die Unerschrockenheit und Tapferkeit der Bulldogge, die in früheren Zeiten ein echter Kampfhund war. Zum anderen bin ich eher ein vorsichtig ängstlicher Mensch, der es genießt, einen Hund an seiner Seite zu haben, mit dem er auch nachts durch Problemviertel marschieren kann.

Der Bulldog gehört zu den ältesten Rassen, deren Alter, Herkunft und Anfänge der Reinzucht genau bekannt und belegt sind. Erste Aufzeichnungen über den Charakter der Englischen Bulldogge gehen auf das Jahr um 1500 zurück, wo sie als „Bonddogge" oder „Bolddogge" erwähnt wurde. Der Name stammt Berichten zufolge daher, dass diese Hunde tagsüber an Ketten angebunden werden mussten, weil sie sonst zu viel Schaden anrichten würden. Über Jahrhunderte wurden diese Hunde zum Bullenhetzen, Stier- und Bärenkampf, bei mörderischen Hundekämpfen eingesetzt. Damit sie sich besser als Kampfhunde verbeißen konnten und zum Atmen nicht loslassen mussten, wurde Wert auf Brautmauligkeit, starken Vorbiss und eine gut zurückliegende Nase gelegt. Nach diesem Verbot waren die Bulldoggen jahrelang davon bedroht auszusterben. Es gab nur noch wenige Liebhaber und Züchter, die den Hunden treu blieben. Durch geschickte Zuchtauswahl versuchten sie – mit Erfolg – einen angenehmen Haushund zu schaffen.

Heute ist ihr kaum zu stoppender Spieltrieb sehr ausgeprägt. Was Einstein schon als kleinen Welpen faszinierte, waren Bälle. Anfangs war ein Tennisball für den kleinen Kerl eine große Herausforderung, weil er ihn mit Müh und Not zwischen seine Kiefer bekam. Dazu musste er sein Maul elendiglich weit aufreißen. Je größer er wurde, desto mehr entwickelte er ein fundamentales Interesse vor allem für Fußbälle. Selbstredend bekam er diese Größenordnung nicht zwischen die Zähne – er verbiss sich schlicht und ergreifend darin. Dann war es nahezu aussichtslos, ihm einen Fußball zu entreißen. Fröhlich knurrend und mit dem Schwanz wedelnd grinste er uns überlegen an, wenn wir ihn anbettelten: „Lieber Einstein, bitte gib den Ball heraus." Fehlte nur noch, dass er sich mit einer Vorderpranke an seine Bulldoggenstirn tippte. „Gott, seid ihr bescheuert – ich bin hier der Chef und bestimme die Spielregeln." Mein Mann und ich unternahmen täglich Spaziergänge. Am liebsten um einen nahe gelegenen See. Dieser See ist Bestandteil eines wunderschön angelegten Naherholungsgebietes und wird flankiert von verschiedenen Spielplätzen, einem Tennisplatz und einem Sportgelände, wo regelmäßig Fußballspieler trainieren und Turniere stattfinden. Eines Nachmittags kamen wir am Fußballplatz vorbei. Jede Menge sportlich aussehender junger Männer rannte hinter einem Ball her. Am Spielfeldrand standen viele begeistert johlende und die Mannschaften anfeuernde Menschen. Das nahm unser Einstein zum Anlass dort mitzumischen. Er setzte zu einem seiner berühmten Schnellspurts an, rammte wie ein Panzer unter dem Maschendrahtzaun des Fußballfeldes durch und nahm den Ball, um den es gerade ging, aufs Korn.

Das bedeutete, dass er ohne Rücksicht auf Verluste zwischen den Fußballspielern in Richtung Ball zielorientiert nach vorne schoss. Ich sah zwei Spieler hastig zur Seite springen. Ein dritter ging von Einstein unbarmherzig gerammt zu Boden. Die Menge drum herum schrie vor Schrecken auf. Mein Mann und ich standen am Zaun und flehten Einstein an zurückzukommen. Das hätten wir uns sparen können. Dann brüllten wir uns die Kehlen aus dem Leib – ebenso ohne Erfolg. Die Aufmerksamkeit des Publikums war nunmehr voll und ganz auf die Englische Bulldogge gerichtet, die sich in den Fußball verbissen hatte, mit stolz erhobenem Kopf quer über das Fußballfeld raste und den Ball dabei fröhlich schüttelte. Für die Spieler wurde es ein Heidenspaß, unserem Einstein hinterher zu jagen. Doch sie hatten nicht die geringste Chance, ihm den Ball abzunehmen. Erst als wir einem sehr mutig aussehenden Spieler zuriefen, den Hund am Halsband zu packen und zu uns an den Zaun zu bringen, konnten wir dem Spuk ein Ende setzen.

Ich stand kurz vor einem Hundemord. Unter Aufbietung aller Energie zerrte ich den Ball aus Einsteins Maul und verzichtete noch einmal gnädig darauf, den Bulldog zu erwürgen. Einstein strahlte über beide Ohren, und blickte mich mit dem Stolz eines Bundesligasiegers an. Wie sollte man da auch nur eine Sekunde böse bleiben. Unmöglich.

Mit hochroten Köpfen entschuldigten wir uns und setzten unseren

Spaziergang mit einem angeleinten Hund fort. Die Spieler johlten uns begeistert winkend hinterher.
Neben der Leidenschaft für Bälle hatte Einstein einen Heidenspaß, auf Kinderspielplätzen seine eigenen kleinen Spielchen zu spielen. Eine Rutsche am See hatte es ihm besonders angetan. Die Rutschbahn ist sehr geschickt in einen Hügel eingebaut, so dass man keine Leiter hochklettern, sondern nur den kleinen Hügel bezwingen muss, um mit dem Rutschen zu starten. Auch der Anblick einer Kinderschaukel setzte bei Einstein regelmäßig seinen alten Bullenhetztrieb in Gang. Begeistert verbiss er sich in jede Schaukel, die sich ihm darbot. Dann raste er mit raketenartiger Geschwindigkeit darauf zu, sprang hoch und verbiss sich im Schaukelsitz. Dabei war es ihm völlig egal, dass er jeden Kontakt zum Boden verlor und nur noch wild zappelnd mit allen Vieren durch die Luft ruderte. Je stürmischer die Schaukel dabei hin und her schwang, desto lieber hatte er es. Mit in der Luft zappelnden vier Beinen, unerbittlich mit seinen kräftigen Kiefern festhaltend, schwang er umher. Das hielt er lässig bis zu fünf Minuten durch. Dabei grauenvoll knurrend und japsend, bis wir einschritten. Das mussten wir sehr energisch machen, weil Einstein niemals freiwillig losgelassen hätte. Kämpfen bis zum Umfallen oder sicherer Tod – so sind Bulldogs programmiert, wenn man bei ihnen den Schalter umlegt.
Als Einstein ein komplett ausgewachsener und massiv muskelbepackter Bulldog geworden war, gingen wir wieder mal in der Nähe von Einsteins Lieblingsschaukel spazieren und hatten unvorsichtigerweise den Hund nicht angeleint. Plötzlich raste der Bulldog los und war wie immer auch durch wildes „Pfui“, „Komm zurück“ nicht zu stoppen.
Als ich in die Ferne zur Schaukel blickte, sah ich einen Mann darauf sitzen, der sein kleines Kind auf dem Schoss hielt und gemütlich schaukelte. Auf Einsteins höchstpersönlicher Schaukel. Als der anfänglich tiefenentspannte junge Vater mit Kind auf dem Schoss das begeistert knurrende und jaulende Monster Einstein mit Vollgas auf sich zurasen sah, sprang er in letzter Sekunde ab, warf sich im

Gras schützend über sein Kind und sah fassungslos zu, wie Einstein seinen Bullenkampf mit der Schaukel startete. Ich wage mir nicht vorzustellen, was passiert wäre, wenn der junge Mann nicht so reaktionsschnell gehandelt hätte. Im Nachhinein sind mir diverse Kastrationsphantasien durch den Kopf geschossen.
Wobei ich sagen muss, dass unsere Bulldoggen trotz ihrer stürmischen Art noch niemals einem Menschen oder Tier ein Haar gekrümmt haben.
Wir hatten alle Mühe, nach dem Vorfall am Spielplatz den zitternden Mann und sein schreiendes Kind zu beruhigen. Nach einer halben Stunde ausführlicher Erklärungen, wie Englische Bulldoggen ticken, verstand der Vater die Situation und sein kleiner Sohn begann, Einstein ebenso respekt – wie liebevoll zu streicheln. Schließlich hatten sie alle etwas gemeinsam: schaukeln und durch die Luft schwingen.

Kapitel 5

Eine 30-jährige Erfolgsgeschichte in der tiergestützten Therapie

Einstein arbeitet seit neun Jahren als „Ko-Therapeut" in meiner psychologischen Praxis. Doch er ist nicht der erste Hund, den ich im Laufe meines Berufslebens zum Wohle meiner Patienten eingesetzt habe. Ich kann mittlerweile auf eine 30-jährige Erfahrung in der tiergestützten Intervention zurückblicken. Dies verdanke ich meinen vierbeinigen Helfern, die für meine Patienten Ko-Therapeuten, Zuhörer und Seelendoktoren waren.

In meinem Team befanden sich sowohl Pferde als auch Hunde. Mein erstes Therapiereitpferd hieß „Amadeus" und war ein wunderschöner Rappe. Dann hatte ich noch einen Schimmel namens „First Son", auf dem ich problemlos sogar Kinder reiten lassen konnte. Unter den Hunden gab es diverse freche Rauhaardackel, eine pechschwarze Riesenschnauzerhündin, einen goldigen Mops, eine wunderschöne Amerikanische Bulldogge und wegen ihres ausgeglichenen Charakters zuletzt eine Reihe von Englischen Bulldoggen.

Meines Erachtens eigneten sich am besten die Englische Bulldogge

Einstein sowie der Mops Jakob für den Einsatz in meiner psychologischen Praxis. In der letzten Zeit arbeitete ich ausschließlich mit Englischen Bulldoggen zusammen. Dies ist aber wohl mehr auf eine besondere persönliche Vorliebe von mir zurückzuführen.

Vor 30 Jahren war ich quasi eine Vorreiterin in der tiergestützten Therapie. Damals entdeckte ich aus einem Zufall heraus, welch überaus positive Wirkung ein Hund auf einen von Ängsten geplagten Menschen haben kann. Ich brachte ein extrem hundephobisches achtjähriges Mädchen mit meinem damaligen Rauhaardackelwelpen in Kontakt. Noch heute erinnere ich mich sehr gut an jenen historischen Moment: „Es war der absolute Durchbruch in der Therapie!“ Das Mädchen kam in die Praxis, da es durch den Biss eines Schäferhundes schwer im Gesicht verletzt worden war und sich deswegen kaum mehr traute auf die Straße zu gehen. Nach nur sechs Behandlungsstunden war das Kind dann angstfrei und lernte durch die Therapie mit dem Hund obendrein noch ein adäquates Verhalten im Umgang mit Vierbeinern.

Als lösungsorientiert arbeitende Verhaltenstherapeutin weiß ich, dass der Einsatz von Hunden nicht nur bei Hundephobikern im Sinne eines klassischen Angstbewältigungstrainings wirkt und zugleich eine stabilisierende und entspannende Wirkung auf meine Patienten entfaltet. Die tiergestützte Therapie bewirkt, dass Phobien schon nach sehr kurzer Zeit reduziert werden und dass sowohl das Selbstwertgefühl als auch die Sicherheit der Patienten somit gesteigert werden können. Auch für den Einsatz bei stark depressiven Patienten eignen sich Hunde und zum Beispiel auch Pferde ganz hervorragend.

Kapitel 6

Therapiereitpferd & Co

Es liegt Jahrzehnte zurück, dass mir ein 8-jähriges Kind zugewiesen wurde, das sich weigerte, in die Schule zu gehen. Ich bestellte zuerst die Mutter ein, um mir ein erstes Bild zu machen. Eine attraktive Frau Ende dreißig betrat meine Praxis. Auf dem Kopf trug sie einen riesigen Hut, der ihr ausgesprochen gut stand und den sie während des gesamten Gespräches nicht absetzte. Sie sei seit einem Jahr geschieden und hätte eine Tochter, die sich seit einigen Wochen weigern würde, in die Schule zu gehen. Wenn sie sich doch zum Schulbesuch überreden ließ, verbrachte sie die erste Schulstunde irgendwo auf der Straße, um anschließend nach Hause zu marschieren. Die Frage, ob es noch weitere Geschwister gäbe, wurde verneint.

Was mir die Mutter zu dem Zeitpunkt verschwieg, war die Tatsache, dass sie seit einem halben Jahr einen Freund hatte, der bei ihr eingezogen war. Das kleine Mädchen kam am nächsten Tag in die Praxis, setzte sich in einen meiner Stühle und sah mich dann erwartungsvoll schweigend an. Ihr Blick war freundlich, doch man konnte deutlich sehen, dass sie wenig oder gar keine Lust hatte, sich mit mir zu unterhalten.

Ich wollte sie anfänglich nicht mit einem Bombardement von

Fragen traktieren und schlug ihr vor, sich doch mal meinen jungen Hund anzusehen. Das Kind nickte freudig.
Ich holte meinen 12 Wochen alten munteren Rauhaardackelwelpen und setzte ihn der kleinen Patientin vor die Nase. Dann erzählte ich ihr die Geschichte, dass er ursprünglich „Horch vom Amperwinkel" hieß und ich mir immer sehr dämlich vorkam, wenn ich nach ihm rief und es aus meinem Munde schallte: „Horch, komm her." Insofern taufte ich ihn um und nannte ihn „Horch-i-oder horch-i-net". [5] Im Verlauf der Zeit wurde daraus natürlich ein „Horchi". Wie man sich unschwer vorstellen kann, reagierte er aber meist im Sinne von „I horch net".[6]
Die kleine Patientin grinste und verriet mir anschließend ihren Namen. Sie hieß Petra.
Petra freundete sich binnen Sekunden mit „Horchi" an. Trotzdem hatte sie nur Lust, mit dem Hund zu kommunizieren. Ich blieb weiter außen vor und wurde freundlich, aber bestimmt ignoriert. Das war meine erste Lektion in Sachen „tiergestützte Interaktion". Ein Tier öffnet binnen Sekunden alle Türen, ein Mensch verschließt sie manchmal.
So zog ich meine nächste Trumpfkarte aus dem Ärmel. Ich war glückliche Besitzerin eines kreuzbraven Pferdes namens „Amadeus", der ganz in meiner Nähe in einem Stall untergebracht war. Auf meinen Vorschlag, dieses Pferd gemeinsam zu besuchen, antwortete sie mit einem begeisterten „Oh ja, gerne!"
In der nächsten Sitzung packte ich meinen kleinen Sohn, den Hund sowie die Schulverweigerin in mein Auto und wir fuhren in den Stall zu „Amadeus". Damit der Welpe in dem Trubel nicht aus Versehen platt getreten wurde, holte ich das Pferd aus der Box und steckte

---

[5] heißt übersetzt: „Bin ich wirklich ehrlich bereit, meine Ohren aufzusperren und hinzuhören und die Wünsche meiner Chefin zu befolgen? Ich bin in der Angelegenheit sehr ambivalent und entscheide mich lieber für Taubheit in meinen Ohren."

[6] bedeutet: „Oh gütiger Himmel, wie dämlich muss ich sein, um den Schmarrn zu machen, der mir befohlen wird. Niemals!"

„Horchi“ stattdessen hinein. Die kleine Petra stand mit weit offenem Mund und staunend aufgerissenen Augen vor „Amadeus“ und begann, ihn auf meine Aufforderung hin vorsichtig am Hals zu berühren. Nach kurzer Zeit umschlang sie ihn und versenkte ihr Gesicht an seinem Hals. Während wir das Pferd gemeinsam putzten, erfuhr ich dann auf vorsichtiges Nachfragen, wer welche Aufgaben bei Petra zuhause übernimmt. „Ja, meine Mami macht alles. Putzen, waschen, kochen. Und ihr neuer Freund tut nix“, höre ich. „Was heißt: ‚Nix?‘ Gar nix? Das gibt's doch nicht!“ Bei Hunden, Pferden und kleinen Mädchen mache ich am liebsten kurze Ansagen. Alles andere verschwindet sonst nur in deren unergründlichen, weit verwinkelten Gehörgängen. „Ja doch, a bissel was macht er schon. Nach dem Frühstück macht er sein erstes Bier auf.“ Ich hörte gespannt zu und quittiere das Gesagte völlig wertungsfrei mit: „Soso, aha!“ „Nach dem dritten Bier plärrt er herum und dann schlägt er meine Mutter, der Arsch.“

Alles klar. Danke Amadeus. Danke Horchi. Petra hat gesprochen. Mit mir. In der Stallgasse. Jetzt war natürlich sonnenklar, warum Petra nicht in die Schule ging. Sie wollte ihre Mutter beschützen.

Das teilte ich Petras Mutter bei einem Gespräch unter vier Augen mit.

Dann hörte ich niemals mehr etwas von der kleinen Patientin. Lediglich die Mutter berichtete einige Wochen später, dass sich die Schulleistungen Petras deutlich verbesserten, nachdem der trinkfreudige Lover vor die Tür gesetzt worden war. Und dass sie Reitstunden auf einem Ponyhof bekäme.

Dreißig Jahre nach diesem Therapieerfolg mit Hund und Pferd rief eine Frau an, deren Stimme am Telefon mir sehr bekannt vorkam. Als sie ihren Namen nannte, traf mich die Erkenntnis wie ein Blitz. Es war die Petra von einst. Mittlerweile Mutter einer achtjährigen Tochter, die höchst ungern in die Schule ging. Nur mit dem Unterschied, dass Petra zu ihrem Freund lange nach einer Scheidung gezogen war. Petra kam zu mir in die Praxis mit der Begründung, dass sie niemals zu jemand anderem als mir gegangen wäre. Die

Geschichte mit „Amadeus“ hatte sich fest in ihr Gedächtnis eingebrannt.
Ein wenig enttäuscht schien sie, dass ich kein Therapiereitpferd mehr besaß. Umso begeisterter war sie jedoch von „Einstein“, der wie üblich seine absolute Charme-Offensive bei ihr startete. Im Fall ihrer Tochter war der Therapieerfolg schnell hergestellt. Das Problem der „Schulunlust“ hatte sich nach zwei Beratungsstunden erledigt.
Was mich an diesem Fall sehr berührte, war die Tatsache, dass meine Tiere „Horchi“ und „Amadeus“ damals ausschlaggebend für die Etablierung einer vertrauensvollen Bindung zu mir waren und damit maßgeblich verantwortlich für den Therapieerfolg.
Ich bin heute froh und dankbar, dass ich im Lauf der weiteren Jahre niemals aufhörte, meine gänzlich unterschiedlichen Hunde und später auch mein Therapiepferd „First Son“ einzusetzen. Damals war die Arbeit mit Tieren im Rahmen eines verhaltenstherapeutischen Settings noch völlig unüblich und man beobachtete mich im Kollegenkreis voller Skepsis. Doch ich ließ mich nicht beirren und tat weiter die Dinge, wie ich sie heute noch mache – Tiere als meine Ko-Therapeuten einzusetzen. Wobei Einstein natürlich der absolute Superstar ist.

Kapitel 7

Zwangsstörung

Es gibt unterschiedliche psychische Erkrankungen, die mir im Laufe eines langen Arbeitslebens begegnet sind. Besonders spektakulär waren für mich stets die sogenannten „Zwangsstörungen", die eine große Herausforderung für mich darstellten.

Ich erinnere mich an einen jungen Mann Mitte dreißig, der als frisch gebackener Vater zu mir kam. Er wirkte ebenso verzweifelt wie zutiefst verängstigt, da er ständige Zwangsvorstellungen hegte, er er könne seinen kleinen halbjährigen Sohn erstechen. Beim Anblick von Küchenmessern geriet er in Panik und sah sich im Geiste mit einem Messer auf sein Kind losgehen und die Kehle durchtrennen. Solche und ähnliche zwanghafte Vorstellungen jagten ihm derartiges Entsetzen ein, dass er sich zu einer Verhaltenstherapie entschloss.

Wie üblich erhob ich eine ausführliche Anamnese und erfuhr u. a., dass er der einzige Sohn eines selbständigen Gastwirtes und Metzgers war. Seine Kindheit verbrachte er stets in unmittelbarer Umgebung seines Vaters, zu dessen Handwerkszeug in der Küche jede Menge spitze und scharfe Küchenutensilien zählten. Es entzog sich der Erinnerung meines Patienten, inwieweit er mitunter in

lebensgefährliche Situationen gebracht wurde, da die Küche eines großen Speiselokals nicht unbedingt einen geeigneten Spielplatz für ein Kleinkind darstellt.
Der Patient beschrieb seinen Vater als ungeduldig bis cholerisch. Wenn ich mir überlege, wie oft ich in meiner Küche schon über Einstein oder andere Mitglieder des Rudels gestolpert bin und dabei laut geflucht habe, kann ich mir vorstellen, dass es sicher im jungen Leben meines Patienten den einen oder anderen Schreck-Moment gegeben haben muss. Ich persönlich war stets darauf bedacht, keine spitzen Messer oder andere gefährliche Instrumente auf meiner Küchen-Arbeitsplatte so zu platzieren, dass sie herunterfallen könnten. Insofern waren mir die Gedankengänge des Patienten durchaus vertraut, auch wenn es mir nie in den Sinn gekommen wäre, eins meiner Kinder oder Hunde mit voller Absicht zu erstechen.
Interessanterweise fand Einstein meinen Patienten enorm sympathisch. Das teilte ich ihm auch mit. Das freute den jungen Vater sehr, weil er sich vor Schuldgefühlen und Selbstverachtung kaum noch zu retten wusste. Es schien den Patienten sehr zu entlasten, als ich ihm erklärte, dass Einstein ein untrügliches Gespür für die charakterlichen Qualitäten meiner Klienten hat. Meinem Ko-Therapeuten entgeht nichts.
Ich hatte es in der Vergangenheit mit manchen soziopathischen Leuten zu tun, die richtig brandgefährlich waren. Da signalisierte mir mein Hund eindeutig, was er von denen hielt, nämlich nichts und seine Reaktion ihnen gegenüber war misstrauisch und angriffsbereit. Eine aggressiv und verteidigend gestimmte Englische Bulldogge wirkt so ähnlich, wie wenn man plötzlich vor einem Alligator steht, dessen weit aufgerissenes Maul einen jeden Moment zu verschlingen droht.
Den jungen Vater hingegen umschlich er liebevoll und ließ sich in jeder Sitzung nach kurzer Zeit entspannt schnarchend neben ihm nieder.
Dann erfuhr ich während der weiteren Erhebung der Biografie noch

einige andere wesentliche Faktoren, die für die Störung des Patienten verantwortlich waren. Im Vordergrund stand natürlich eine erhebliche emotionale Verwahrlosung, die der Patient als „Mitläufer" in der elterlichen Gastronomie erlebt hatte. Explizit kümmerte sich niemand wirklich um ihn. Er war einfach dabei und vermutlich ständig im Weg.

Daher erlebte er niemals, was es bedeutete, im Fokus liebevoller Achtsamkeit zu stehen. Das heißt, er bekam keinerlei emotionale Zuwendung oder körperliche Berührungen, liebevolle Kommunikation oder Streichel-Kuschel-Runden. Vermutlich musste er häufig in Deckung gehen, wenn Töpfe und Küchengeräte um ihn herumwirbelten. Insofern war eine achtsame Vater-Sohn-Beziehung für ihn absolutes Neuland und unvorstellbar fremdartig.

Ich erklärte ihm, dass ein liebevolles Eltern-Kind-Verhältnis nicht automatisch nach der Geburt entsteht, sondern sich im Lauf der Zeit langsam entwickelt. Anfangs wollte er mir das nicht glauben, doch der weitere Verlauf in der Therapie bewies ihm das nach und nach.

Weitere wesentliche Aspekte für das Entstehen der grauenvollen Zwangssymptomatik waren diverse Stressfaktoren im Leben meines Patienten, die ihn Schritt für Schritt immer mehr außer Gefecht setzten.

Zum einen war er bis zum Zeitpunkt des Kennenlernens seiner Frau ein „Weiberer", der liebend gerne mit seinen Kumpels jedes Wochenende um die Häuser zog und sich die Birne vollknallte. Das abschließende „Flachlegen" irgendeines weiblichen Geschöpfes gehörte zum Ritual. Man muss dazu sagen, dass der junge Mann außerordentlich gut aussah und sehr viel Charme besaß. Nachdem er seine Freundin geheiratet hatte, beschloss er geradezu zwanghaft, ein biederer Familienvater zu werden. Er baute ein Haus, was eine nicht zu unterschätzende Belastung darstellte, zumal er als Bauingenieur sehr viel in Eigenleistung vollbrachte. Gleichzeitig kam er auf die Idee, seine „Männerrituale" an den Wochenenden einzustellen und stieg auf Kräutertee um. Seine Frau durchlitt eine höchst komplizierte Schwangerschaft und musste wochenlang liegen. Insofern blieb alles an ihm hängen. Als der kleine Sohn geboren wurde, war die Erleichterung groß, dass es ein gesundes Kerlchen war. Doch sein Vater war fix und fertig und mit allen Kräften am Ende.

Es dauerte ein komplettes Jahr, bis der Patient seine Zwangssymptomatik in den Griff bekam. Ich setzte alle mir zur Verfügung stehenden Methoden ein. Vom Gedanken-Stop-Verfahren, Erlernen von Impulskontrolle, kognitiver Umstrukturierung bis zur Hypnose. Doch was ihm außerordentlich gut tat, war die bedingungslose Zuwendung, die er von Einstein erfuhr. Ich konnte regelmäßig zusehen, wie sich der Patient beim Streicheln des Hundes systematisch begann zu entspannen. Sicherlich waren auch meine verschiedenen Interventionen hilfreich.

Was ich während der gesamten Behandlungszeit mit absoluter Sicherheit wusste: Der junge Vater würde über kurz oder lang eine Bindung zum Sohn entwickeln. Es brauchte lediglich ein wenig Geduld und Ausdauer. Und diese Zuversicht vermittelte ich ihm regelmäßig.

Glücklicherweise war der Patient sehr kreativ und entschloss sich auf mein Anraten, viele schöne Momente in sein Leben als Familienvater zu installieren. Schlittenfahren im Winter, Badeausflüge im Sommer. Das mit dem Kräutertee ließ er bald sein und seine Sozialkontakte zu den Kumpels nahm er wieder auf. Etwas modifizierter als früher. Ich bin der Ansicht, dass Männer sich am besten unter Männern erholen und Frauen unter Frauen. Daher gibt es seit ewigen Zeiten sogenannte Stammtische oder Mädelsabende. Ganz wichtig war für meinen Patienten die Erkenntnis, dass es nicht notwendig war, aus sich einen besseren Menschen zu machen, sondern dass es wesentlich besser für ihn war, authentisch und echt zu bleiben.

Gegen Ende der Therapie verkündete er mir eines Tages, dass er und seine Frau dabei waren, ein nächstes Kind zu „basteln". Das war ihm möglich, weil die Zwangsvorstellungen komplett aus seinem Leben verschwunden waren und er eine tiefe Liebe und

Bindung zu seinem Sohn entwickelt hatte.
Etwa ein Jahr später erhielt ich eine Geburtsanzeige: „Wir freuen uns, Ihnen allen die Geburt unserer Tochter Julia anzuzeigen.”

Kapitel 8

Angsterkrankungen

Am liebsten behandele ich Patienten mit Angsterkrankungen. Das hat damit zu tun, dass bei Phobikern der Leidensdruck enorm hoch ist und damit auch deren Veränderungsbereitschaft. D. h., ein Angstpatient wird bei einer Angst- oder Panikattacke von derart scheußlichen, nahezu unerträglichen Gefühlszuständen gepeinigt, dass er garantiert keine Lust hat, dies oft erleiden zu wollen. Insofern ist er mehr als jeder andere Patient auf dieser Welt dringend daran interessiert, seine Ängste in den Griff zu bekommen.

Ist ein Phobiker bereit, das ganze Programm mitzumachen, steht einem raschen Heilungserfolg nichts im Wege.

Bevor ich mit einem Angstbewältigungstraining beginne, wird der Patient erst einmal über die physiologischen Begleitmechanismen der Angst aufgeklärt.

Angst ist ein „Überlebensmechanismus“. Wer angstfrei in München über den Stachus gehen würde oder versuchen sollte, eine mehrspurige Autobahn als Fußgänger zu überqueren, wäre binnen weniger Minuten mausetot. Insofern garantiert das Auftreten von Angst, dass eine Gefahr im Anzug ist.

Wenn in der Steinzeit jemand einem gefährlichen Säbelzahntiger

begegnete, hatte er drei Möglichkeiten, um zu überleben:
Erstens, dem Säbelzahntiger mit dem Knüppel auf die Nase hauen. Das nennt man „Angriff". Zweitens, so schnell wie der Wind abhauen. Das bezeichnet man als „Flucht". Drittens, sich auf den Boden werfen, scheintot stellen, die Luft anhalten und so tun, als wäre man unsichtbar oder gestorben. Das heißt Totstellreflex und geht mit absoluter Bewegungslosigkeit einher. Ist allerdings von den genannten drei Reaktionsmöglichkeiten die unangenehmste Form.
Wer angreift oder davonläuft, veranstaltet auf der motorischen, kognitiven und emotionalen Ebene eine riesige Aktion, verbunden mit hohem muskulärem Krafteinsatz. Sobald das Gehirn registriert, dass sein Besitzer grandiose motorische Aktivitäten in Gang setzt, reagiert es mit Entspannung, weil es weiß, dass sein zu ihm gehöriger Mensch gerade kämpft oder davonläuft und somit bald aus der Gefahrenzone geraten wird.
Wer sich hingegen tot stellt, befindet sich in einem emotional-motorisch gespaltenen Zustand. Äußerliche Reglosigkeit/Totstellreaktion gepaart mit einem enormen physiologischen inneren Aufruhr, ähnlich einem Zustand kurz vor Vulkanausbruch. Das Gehirn kurbelt sämtliche Mechanismen der Angst an. Dies diente früher der Bereitstellung von Angriffs- oder Fluchtmechanismen. Ansonsten wäre man vom Säbelzahntiger gefressen worden.
Die physiologischen Reaktionsmuster muss man sich ähnlich wie bei einem Maikäfer vorstellen, der wild brummend und flügelschlagend kurz vor dem Abflug steht.
Beim Totstellreflex findet äußerlich nichts Beobachtbares statt. Wäre ja auch unklug, weil der Säbelzahntiger sein Opfer dann im Nu entdecken würde. Im Inneren des Körpers tobt es heftig, wovon nichts nach außen dringen darf. Also rast das Herz wie wild. Der Pulsschlag wird in maximale Höhen getrieben. Schweiß bricht aus. Es entsteht ein Globusgefühl im Hals. Sowohl Übelkeit als auch Durchfall können als weitere Begleiter auftreten. Das sind die physiologischen Begleiterscheinungen der Angst. Ich betone immer, dass Angst eine Kraft ist und als Garant dafür gilt, um in

Gefahrensituationen zu überleben. Meine Patienten sind immer ganz begeistert, wenn ich sie dazu auffordere, sich mit ihrer Angst zu verbünden. Angst wird man nicht „los“ – sie dient als unser Begleiter und Beschützer. Kritisch wird es erst, wenn man anfängt, Angst davor zu bekommen, dass man Angst haben könnte.
Ich benutze gerne das Bild eines Toreros, der in der Arena steht und sich gegen den angriffswütigen Stier zur Wehr setzen muss. Das gehörnte Tier steht in diesem Bild symbolisch für die Angst, die man lernen muss, in den Griff zu bekommen. Das Angstbewältigungstraining, das meine Patienten bei mir durchlaufen, vergleiche ich mit dem „roten Tuch des Toreros“ als ein Bündel von Handlungsmechanismen. Damit zwingen sie ihre Angst – den rasenden Stier – langfristig in die Knie, weil er irgendwann erschöpft zusammenbricht. Ohne andere Marterinstrumente einsetzen zu müssen, wohlgemerkt. Bei diesen Stierkämpfen überlebt der Stier selbstredend. Doch es wäre ziemlich unklug, den Stier bei den Hörnern packen zu wollen und in den Sand zu werfen.
„Das rote Tuch des Toreros“ symbolisiert die verschiedenen Angstbewältigungs-Strategien, die der Patient so lange durchläuft, bis die Angst sich zurückzieht und ihren Schrecken verliert.
Bevor jedoch Angstbewältigungs-Techniken überhaupt eingesetzt werden können, lernen die Patienten zuvor die unterschiedlichsten Entspannungsmethoden.
Dazu gehören Atementspannung, Muskelrelaxation nach Jacobson, autogenes Training, hypnotherapeutische und verschiedene andere meditative Methoden, damit sich der Angstpatient innerlich jederzeit an einen sicheren inneren Ort „beamen“ kann. Im Sinne von: „Ups, ich bin dann mal weg.“
Jetzt beschreibe ich im Folgenden, wie Einstein als Präsenzhund mitarbeitet und mich bei der Angsttherapie unterstützt.
Bei der telefonischen Anmeldung der Patienten kläre ich vorweg ab, inwieweit jemand Angst vor Hunden hat oder gegen Hundehaare allergisch ist. Entweder wird Einstein dann weggeräumt oder darf so herumlaufen, wie er möchte. Mein Haus hat lauter Split-Level-

Ebenen.
Der Praxis-Bereich im obersten Stock erstreckt sich über zwei Ebenen und bemisst sich auf ca. 110 qm. Überall im Haus besitzen die Hunde verschiedene Körbe und haben dadurch jede Menge Rückzugsmöglichkeiten. Das gilt sowohl für den Privatbereich als auch für die Praxis.
Diagnostisch finde ich die Erstbegegnung Hund-Patient stets hochinteressant.
Als ich vor etlichen Jahren meine Telefonrecherche noch nicht so differenziert gemacht hatte, tappte mir eine Patientin ins Haus, die beim Anblick von Einstein laut zu schreien began und vor lauter Angst beinahe die Treppe rückwärts herunter gefallen wäre. Sie zeterte: „Tun Sie dieses Monster weg!“ Besagte Dame lief dann laut kreischend weg und kam nie wieder. Wenn ich ehrlich bin, habe ich das nicht bedauert.
Seitdem bin ich jedoch sehr vorsichtig geworden, wem ich meinen Therapiehund zumuten kann.
Bei der Erstbegegnung erlaube ich Einstein schrittweisen Zugang zum Patienten, den ich jederzeit durch entsprechende Kommandos erweitern oder abbrechen kann. Das hängt vom Kontaktwunsch des Patienten ab.
Die Interaktion zwischen Hund und Patient verläuft immer wieder anders. Manche möchten am liebsten gleich mit dem Hund knutschen. Andere streichen über sein Fell entgegen der Fellrichtung. Insofern erteile ich beim Erstkontakt ein paar Minuten „Psychoedukation“, d. h., ich verrate den Patienten, wie sie die Interaktion verstärken oder gänzlich abbrechen können.
Je nach Reaktion des Patienten eröffnen sich mir interessante Rückschlüsse. Ich habe im Laufe der Jahre verschiedene Beobachtungen und Erfahrungen machen können: Je unkomplizierter und herzlicher sich ein Patient dem Hund nähert, desto stabiler scheint er zu sein. In der Regel entdecke ich bei der biografischen Anamnese dieser Patienten gesündere Anteile. D. h., in ihrer Persönlichkeitsentwicklung finden sich wenig oder keine Störungen bezüglich ihrer frühen

Bindungen.
Hingegen finden sich bei den ängstlichen, selbstunsicheren und den Kontakt zum Hund abwehrenden Patienten auffallend mehr Entwicklungsstörungen in ihrer Anamnese.
Besonders spannend geht es dann weiter, wenn ein Patient den Hund streichelt. Je länger er dies tut, umso mehr entspannt sich der Patient und fängt nach kürzester Zeit an zu lächeln. Die Patienten berichten von wohligen Gefühlen, die sie plötzlich verspüren. Sie genießen die Wärme des Hundekörpers zu ihren Füßen. Einmal hatte ich eine äußerst narzisstische Schauspielerin mit schweren Gewalterfahrungen in ihrer Kindheit, die ihre hochhackigen Pumps ohne mit der Wimper zu zucken in Einsteins Rücken bohrte, weil das so schön „warm" war. Der Hund ließ es sich gefallen. Ich unterband diese Interaktion nach wenigen Sekunden.
Fest steht, dass ein Patient über die sensorische Wahrnehmung der Fingerspitzen und Handinnenflächen zum Körper des Tieres eine Verbindung aufnimmt, die zu Ausschüttungen verschiedener Hormone führt, die als „Glückshormone" bezeichnet werden. So weit wurde dies wissenschaftlich erforscht und nachgewiesen. Unter anderem ist das Hormon „Oxytozin" dafür verantwortlich, dass sowohl beim Hund selbst als auch bei seinem „Streichler" eine Schwingungsebene angesprochen wird, die glücklich macht. Mensch wie Hund.

Kapitel 9

Burn-out bei einer Asperger-Patientin

Als Einstein noch Welpe war, half er mir sehr bei der Behandlung einer Patientin mit Asperger-Syndrom, die völlig ausgebrannt und depressiv zu mir kam. Frau Ludwig[7] entschloss sich zur Verhaltenstherapie wegen eines schweren Arbeitsplatzkonfliktes. Ihr unmittelbarer Vorgesetzter war ein Kotzbrocken und machte ihr das Leben zur Hölle. Die Patientin war knapp davor, sich das Leben zu nehmen, in einer so verzweifelten Situation befand sie sich.

Lediglich ihr christlicher Glauben hinderte sie daran, ihre suizidalen Impulse umzusetzen.

Ein weiterer wichtiger Faktor hinderte sie am vorzeitigen Ableben. Einstein. Ihn lernte sie in der ersten Sitzung bei mir kennen, als er noch ein winziger Welpe war und ich ihn in einem Korb neben meinem Behandlungsstuhl liegen hatte, damit er nicht vor Einsamkeit und Verlassenheitsängsten das Haus zusammenjaulte.

---

[7] Name geändert

Frau L. sah den kleinen Hund, und ihr Gesicht verwandelte sich in wahres Entzücken. Mich hingegen beachtete sie wenig oder gar nicht und vermied – für einen „Aspi“ typisch – mich auch nur eines Blickes zu würdigen.

Das Asperger-Syndrom zeichnet sich durch Schwächen in der sozialen Interaktion und Kommunikation aus. Asperger-Patienten erscheinen in ihren sozialen Verhaltensweisen merkwürdig bis skurril und fallen als sonderbare Einzelgänger auf. Solche Patienten vermeiden direkten Blickkontakt, geben selten oder nie ihre Hand her, haben Angst vor Berührungen und sind häufig motorisch ungeschickt. Es fehlt ihnen insgesamt die Fähigkeit, Gefühle anderer zu verstehen und Kontakt zu Mitmenschen aufzunehmen. Dadurch geraten sie häufig in eine Außenseiterposition, wo sie Opfer von Ausgrenzung oder Mobbing werden. Das Asperger-Syndrom gehört zu den sogenannten Autismus-Spektrum-Störungen. Man vermutet hinter der Asperger-Erkrankung eine Fehlfunktion im Gehirn, die es den Patienten schwer bis unmöglich macht, andere Menschen zu „entschlüsseln“. D.h., sie können den Gesichtsausdruck oder die Körperhaltung eines anderen Menschen nicht dechiffrieren. Insofern verstehen sie andere Menschen nur sehr schwer und haben keine Sensoren für feinen Humor.

Das Asperger-Syndrom ist aber nicht nur mit Beeinträchtigungen verbunden. Solche Patienten verfügen mitunter über sogenannte Inselbegabungen. Das bedeutet, dass sie in den Bereichen der Wahrnehmung, Aufmerksamkeit oder Gedächtnis erhebliche Stärken besitzen.

Ich kam Frau Ludwig diagnostisch insofern auf die Schliche, als sie mir nach Ablauf der probatorischen Sitzungen verriet, an welchem Wochentag/Uhrzeit sie jeweils bei mir Termine gehabt hatte, wie das Wetter jeweils gewesen war und welche Kleidung ich getragen hatte. Zudem berichtete sie, dass es ihr körperliche Schmerzen bereiten würde, wenn ich irgendwelche Gegenstände in der Praxis oder im Eingangsbereich veränderte. Es bedeutete für sie eine Qual, durch meine Praxis zu marschieren, da eine meiner größten Leidenschaften darin besteht, meine Möbel umzustellen oder mir immer wieder neue Dekorationen auszudenken.

Als ich sie nach ihren „Ressourcen" wie Hobbies und Interessen befragte antwortete sie, dass sie sich gerne in der Natur aufhalte, einen Kräutergarten besäße und nebenbei ein paar Tiere hielt.

Dann verriet sie mir noch einmal, was der wahre Grund für ihre Entscheidung zur Verhaltenstherapie gewesen sei: der kleine Welpe Einstein. Er hatte ihr Herz in der ersten Stunde im Sturm erobert. Mich akzeptierte sie als „notwendiges Übel". Das lag daran, dass ich ein Faible für schöne Innenarchitektur habe und mir ständig für mein Haus etwas Neues einfallen lasse. Meist nur winzige Kleinigkeiten die ich irgendwo platziere oder ich stellte gerne auch mal Einrichtungsgegenstände um.

Das ist für einen „Aspi" die Hölle. Die Patientin berichtete im späteren Verlauf der Therapie dass es ihr körperliche und seelische Schmerzen bereitete wenn sie irgendwelche Veränderungen im Eingangsbereich- und Wartebereich, im Treppenhaus oder in der Praxis entdeckte.

Ich arbeitete mit Frau Ludwig zwei Jahre. Anfangs an der Verbesserung ihrer Wahrnehmungsfähigkeit. Da sie es lebenslang vermieden hatte, anderen Menschen ins Gesicht zu sehen, war sie nicht in der Lage, die Mimik und Gestik ihres jeweiligen Gegenübers zu dechiffrieren. Dies zu lernen war für sie Knochenarbeit. Ich machte mit ihr jede Menge Rollenspiele und war anschließend erleichtert, wenn ich nicht erwürgt wurde. Frau Ludwig hasste Rollenspiele, ließ sich aber immer wieder darauf ein, weil sie enorm davon profitierte.

Nach anfänglichem Zögern willigte sie ein, an einem meiner Kommunikationsseminare teilzunehmen. Das Erleben in der Gruppe versetzte ihr den Durchbruch. Hoch engagiert machte sie dort jede Kommunikations- und Selbstsicherheitsübung mit.

Eines Tages berichtete sie freudig und aufgeregt, dass sie neuerdings

ständig von andern Menschen angequatscht werden würde.
Tja, das passiert, wenn man nicht mehr alle Blicke in den Boden bohrt sondern anderen Menschen freundlich ins Gesicht sieht.
Gegen Ende der Therapie erfreute mich Frau Ludwig mit immer wieder neuen Entwicklungsschritten. Statt die Kommunikation mit ihrem Chef zu vermeiden, setzte sie sich bei Weihnachts- und anderen Betriebsfeiern neben ihn. Dann erzählte sie ihm die eine oder andere Geschichte, und als ich das hörte, war ich glücklich. Denn die Geschichten waren echte Schenkelklopfer. Allerdings nur für Tierliebhaber. Zum Glück war ihr Chef einer. Und ich fiel vor Heiterkeit jedes mal fast vom Stuhl wenn Frau Ludwig erzählte.
Da gab es ein winzig kleines Entenkind, das sich vor einigen Jahren bei heftigem Regen auf ihr Grundstück verirrt hatte. Bibbernd vor Nässe und Kälte stand es kurz davor, den Löffel abzugeben. Frau Ludwig nahm das kleine Federvieh in ihre Obhut und päppelte es in der warmen Stube auf, bis es wieder zu Kräften kam.
Die kleine Ente wurde „Anna" genannt und folgte meiner Patientin auf Schritt und Tritt. So etwas nennt man Prägung.
Zahlreiche Versuche, der Ente beizubringen, dass ihr natürliches Element eigentlich das Wasser sei, scheiterten kläglich. „Anna" hatte eine Wasserphobie. Sämtliche Versuche, der Ente das Schwimmen beizubringen, endeten darin, dass „Anna" laut kreischend und wild flatternd den Teich verließ und Frau Ludwig mit ihrer Mutter in Badeanzügen fassungslos im Wasser zurückblieben.
Irgendwann hatte man sich dann mit „Anna" so arrangiert, dass sie ein vollwertiges und stubenreines Federvieh wurde, dass tags im Haus sein durfte, nachts in ein Entenhaus kam – in sicherer Entfernung vom Teich.
Dann gab es noch einen Feldhasen, der als Winzling von Frau Ludwig in einer gigantischen Pfütze vor ihrem Haus gefunden wurde. Er war knapp davor darin zu ertrinken. Auch hier warf Frau Ludwig ihr übliches warmherzig-mütterliches Pflegeprogramm an und quartierte den kleinen Hasen vorübergehend im Wohnzimmer

ein. Sie konnte zu dem Zeitpunkt nicht ahnen, dass „Felix“ für den Rest seines Lebens es vorziehen würde, dort zu bleiben. Sämtliche Versuche, das Hasenkind in einen Käfig zu stecken, beantwortete der kleine Kerl mit massiven Angst- und Panikattacken. Frau Ludwig kannte solche Gefühlszustände aus eigenem Erleben und holte „Felix“ aus seinem Gefängnis, bevor ihn der Herztod ereilte.
Felix wurde ein riesiger Feldhase mit exzellenten Manieren. Er benutze ein Katzenklo und war anhänglich wie ein Hund. Das einzige, was Frau Ludwig ihm übel nahm, war seine Leidenschaft für Grünzeug. Keine Pflanze blieb von ihm verschont. Insofern gab es bald keine mehr. Um das Haus war ja der herrliche Garten, und der reichte als grüner Hintergrund, während mit der Zeit sämtliche Blumentöpfe von den Fensterbrettern verschwanden.
Die letzte Geschichte über Felix erfuhr ich, nachdem meine Patientin endgültig gelernt hatte sich zu akzeptieren mit all ihren liebenswerten Marotten. Es war Erdbeerzeit und Frau Ludwig hatte eine große Schale dieser köstlichen Früchte auf die Mitte des Esstisches gestellt. Als sie nach Erledigung verschiedener Gartenarbeiten zurück ins Haus kam, entdeckte sie „Felix“ zufrieden auf der Couch lümmeln.
Nach einem Blick in die Erdbeerschale entfuhr ihr ein entsetzter Schrei, der schnell in Heiterkeit umkippte. Der Hase hatte alle Erdbeeren verspeist. Zurück ließ er die grünen Blätter und Stiele.

Als wir uns – damals das erste Mal – trafen, ahnte ich nicht annähernd, welch riesige Freude mir Frau Ludwig mit den zahlreichen Schilderungen über ihr Paradies zuhause noch bereiten würde. Ganz davon abgesehen, dass sie eine ungeheuer positive Entwicklung machen sollte.

Kapitel 10

Selbstverletzung

Eines Tages kam eine dunkelhaarige junge Frau wieder einmal zu mir. Sie war sehr schlank, huschte die sechsundvierzig Treppenstufen hoch in meine Praxis und ließ sich schluchzend in einen meiner cremefarbenen Designer-Sessel aus Leder fallen. Das nützte alles nichts, denn darin kauerte mit einem Mal geballtes Unglück.

Auf der Stirn der Patientin entdecke ich, oh Gott, eine dunkle Stelle. Stark überschminkt. Schillerte grünlich-blau in der Größe einer Zwei-Euro-Münze.

Einstein näherte sich ohne zu zögern dem jungen Ding, wedelte freundlich und ließ sich zu ihren Füßen nieder. Ganz nahe. Die Patientin weinte herzzerreißend, ihre Stimme flatterte, sie zitterte am ganzen Körper.

Einstein legte seinen riesigen Kopf auf ihre Knie. Er schien ihre tiefe Verzweiflung zu spüren. Allmählich fing sie sich und streichelte gedankenverloren den Schädel des Hundes, der sie unverwandt anblickte.

Ihre Tränen versiegten endgültig, als Einstein vorsichtig ihre zart streichelnden Hände ableckte. Hier spürte der Hund ganz genau, welch große Not auf der jungen Frau im Sessel vor ihm lastete.

Dann berichtete die Patientin: „Letzten Sonntag standen zwei Polizisten vor meiner Haustüre. Ich habe mich wieder so sehr mit meinem Freund gestritten, dass alle Mitbewohner im Haus es hören konnten und die Polizei alarmierten.“ Die Patientin war zum dritten Mal da. Auslösend für ihre Entscheidung, in Therapie zu gehen, waren „unerklärliche Anfälle von Eifersucht“ seit einigen Monaten. So lange lebte sie mit ihrem Freund zusammen. In einer Wohnung. Sie zog zu ihm. Seitdem flogen die Fetzen.
Der Freund war von Beruf Barkeeper. Er sorgte dafür, dass die Leute kräftig saufen, sagte die Patientin. Das heißt, er animierte die Leute zum exorbitanten Genuss von Alkohol. Seine Drinks fanden reißenden Absatz. Damit verdiente er eine schöne Stange Geld.
Wir hatten herausgefunden, dass meine Patientin ihm verfallen war. Er war eine Kanone im Bett, hörte ich. Und die Patientin ihm hörig. Soll ja vorkommen. Doch ihr Freund war offenbar nicht nur ihr Freund. Sondern sehr beliebt bei den Damen. Wenn die Patientin mit ihm ausging, kamen in der Regel in kurzen Abständen begeisterte weibliche Wesen auf ihn zugeschossen, berichtete sie, fielen ihm um den Hals oder streichelten verzückt über sein Gesicht. Das erklärte er als „harmlose Zufälle, die nichts bedeuten“.
Ich dachte mir meinen Teil. Schließlich bin ich Verhaltenstherapeutin und beurteile die Leute nicht nach dem, was sie mir erzählen, sondern danach, was sie tun. Dieser Kerl erzählte viel, wenn der Tag lang war. Doch noch viel länger waren seine Nächte, vernahm ich.
„Wenn er in den Bars unterwegs war, kam er erst am frühen Morgen daher“, schluchzte meine Patientin. „Dann rastete ich aus. Immer versprach er, spätestens gegen zwei Uhr morgens heimzukommen. Meist wurde es aber sieben Uhr früh.“
Ich konnte die junge Frau gut verstehen, ihre Angst, ihre Aggressionsanfälle. Letzten Sonntag – zwei Polizisten im Einsatz. Was keiner ahnte, war die pure Tragödie dahinter. Denn die Wut richtete sich nicht gegen den impertinenten Kerl. Nein! Die Patientin verprügelte sich selber. Es war kaum zu glauben. Der blaue

Fleck auf der Stirn kam daher, dass sie mit dem Kopf gegen die Wand donnerte oder gegen den Boden. Immer wieder. Oder sie riss sich die Haare aus. Zerkratzte sich Arme und Beine.
Verdammt! Hier hatte ich ein gewaltiges Stück Arbeit vor mir.
Nachdem etwa ein halbes Jahr ins Land gegangen war, hatte sich bei der Patientin mit ihrem selbstverletzenden Verhalten etliches begonnen, positiv zu verändern.
Die Patientin war langsam geradezu aufgeblüht. Sie berichtete, dass sie sich kein einziges Mal mehr selbst geschlagen oder Haare ausgerissen habe. Wir hatten in akribischer Detektivarbeit das Geheimnis enträtselt, warum sie in Stresssituationen so massiv gegen sich selbst Gewalt angewandt hatte. Die junge zarte Frau, die mit dem Kopf gegen Wände und Boden donnerte oder sich büschelweise die Haare ausriss.
Als Baby sollte sie abgetrieben werden, da die Eltern schon zwei sehr anstrengende Zwillingsbuben mit ADHS hatten und die Mutter lieber arbeitete als sich erneut lästigem Windel-Wechsel-Stress auszusetzen. Folglich entschied man sich für eine rasche Beendigung der Schwangerschaft bei einer „Engelmacherin". Das überlebte die Patientin wie durch ein Wunder. Die Geburt nach misslungener Abtreibung löste dann wenig Freude bei den biologischen Eltern aus. Entsprechend verlief die weitere Entwicklung der Patientin. Ungeliebt schon als Baby, ständig zurückgewiesen, missachtet. Ihre Eltern nahmen sie in späteren Jahren entweder gar nicht wahr oder ließen sie spüren, dass sie nichts wert war. Nur die Oma, die ein paar Häuser weiter wohnte, liebte sie innig. Hier war ihr zuverlässiger Fluchtpunkt, wenn die Eltern stritten oder die Zwillingsbrüder sie vermöbelten.
Seit die Patientin mit ihrem Barkeeper zusammengezogen war, fühlte sie sich ähnlich ausgeliefert wie einst als Kind, ohne jegliche Fluchtmöglichkeit. Wohin auch sollte sie gehen, wenn sie verzweifelt war, der Freund sie missachtete, sich bis zum Morgen in Bars herumtrieb und mit anderen Frauen flirtete? Stundenlang wartete sie zuhause in solchen Nächten auf ihn. Sie

fühlte sich dann so wahnsinnig alleingelassen. Wie damals in ihrer Kindheit, wenn die Eltern einfach ausgingen und sie allein blieb in einem riesigen Haus mit ihren älteren Brüdern, die sie piesackten bis sie heulte und schrie vor Verzweiflung.
Diese alten Gefühle und Erinnerungen stiegen in ihr auf, wenn sie auf ihren „Hallodri“ wartete. Dann kam das gesamte Gefühlsprogramm von einst zurück und sie erlebte sich erneut komplett verlassen und ausgeliefert. Einzige Reaktionsmöglichkeit blieb die Selbstverletzung. Das hatte sie als Kind in äußerster Verzweiflung auch gemacht, mit dem Kopf so lange gegen eine Wand geschlagen, bis Blut floss. Dann endlich reagierte jemand aus ihrer Familie und schenkte ihr die ersehnte Aufmerksamkeit, die sie auf anderem Wege nicht bekam.
Oder gab es noch einen anderen Zusammenhang? Die Abtreibung? Als Baby sollte sie eliminiert werden. Ausgelöscht. Vernichtet. Jetzt tat sie es auf einer anderen Ebene. Kopf gegen die Wand. Kann auch tödlich enden. Gegen Ende der Therapie entwickelten wir lösungsorientierte alternative Verhaltensmechanismen, die heilsam und nicht selbstzerstörerisch waren. Die Patientin legte sich ein riesiges Kuscheltier zu. Eine Englische Bulldogge. Von einem renommierten Stofftierhersteller. Sah Klasse aus, geradezu täuschend echt wie Einstein. Wenn sie nachts alleingelassen und voller Angst aus dem Schlaf schreckte, kuschelte sie sich erst mal an ihren Bulldog.
Oder sie stand auf und ging eine Runde spazieren, um ein wenig das Gefühl zu bekommen, dass sie nicht gänzlich allein sich selbst überlassen war und draußen die Welt ihren gewohnten Gang ging.
Nach erfolgreichem weiteren Verlauf der Therapie gab es immer weniger selbstschädigende Aktionen wie Kopf gegen die Wand schlagen. Irgendwann wurde es meiner Patientin endgültig klar, dass ihre Symptomatik in direktem Zusammenhang mit ihrem höchst unzuverlässigen Typen stand, der sie systematisch verarschte.

Anfangs verletzte sie sich in Zuständen von Verzweiflung und Wut selbst, geriet in Ängste und Panik, je länger das nächtliche Warten auf ihn sich hinzog. Wenn er schließlich sturzbesoffen zur Türe hereintorkelte, eskalierte die Situation und das Paar geriet sich in die Wolle. Da die Auseinandersetzungen am frühen Morgen wenig oder gar nicht effektiv waren, weil der Freund nach dem ersten Zoff innerhalb von Minuten in alkoholisierte Bewusstlosigkeit verfiel, begann die Patientin, quasi als Ersatzhandlung, sich selbst an den Haaren zu zerren oder mit dem Kopf gegen die Wand zu donnern. Das war die Ausgangssituation.

Immer wenn sie mir unter Tränen solche Situationen schilderte, tat sie mir in der Seele leid. Dem konnte und wollte ich nicht weiter tatenlos zusehen.

Selbst Einstein runzelte bei ihren Beschreibungen sorgenvoll sein Faltengesicht und knurrte missbilligend, als würde er jedes Wort verstehen. Ich glaube, er hatte sein eigenes therapeutisches Konzept, wahrscheinlich den Typen in die Eier beißen. Leider wird das von der Kassenärztlichen Vereinigung nicht bezahlt. Folglich entwickelte ich mit der Patientin zusammen ein tolles Konzept.

Völlig gewaltfrei. Dies ermöglichte ihr sinnvolle neue Verhaltensstrategien statt selbstschädigender Aktionen.

Wie es genau funktionierte? Höchst einfach. Bei Panikattacken und Schlaflosigkeit sollte die Patientin nicht grübelnd im Bett liegen bleiben. Statt dessen aufstehen.

Zum Telefonhörer greifen und jemanden ihres Vertrauens anrufen. Oder die Wohnung verlassen und einen strammen Nachtspaziergang machen.

Früher war sie ja auch zur Großmutter getingelt. Außerdem empfahl ich ihr, regelmäßig Sport zu machen. Das dient der Abfuhr von Adrenalin.

Dann sollte sie ihre Abhängigkeit vom Freund reduzieren, indem sie sich ein eigenes kleines, aber gut funktionierendes Netz netter Freundinnen aufbaute.

Die Patientin realisierte in Kürze diese von uns gemeinsam

entwickelten Ideen als ihr neues „Trainingsprogramm“. Wenn sie nachts die Wut oder Panik ansprang, rief sie – man glaubt es kaum – einen ihrer Zwillingsbrüder an. Immer hübsch im Wechsel. Mal den einen Zwilling, mal den anderen. Das waren die Knaben von einst, die sie in ihrer Kindheit gehänselt und verarscht hatten. Und was, bitteschön, rieten die ihr jetzt: sich zu trennen.
Innerlich schmunzelte ich in der Hoffnung, dass die Ideen der Zwillinge bald einschlagen würden wie Bomben. Als Therapeutin darf und kann ich keine Ratschläge erteilen, höchstens den Weg zur Entscheidungsfindung begleiten. Schlussendlich musste die Patientin die endgültige Wahl treffen, diese verantworten und damit leben.
Auch Einstein wirkte äußerst zufrieden und leckte meiner Patientin die Hände, während sie berichtete und ihn dabei liebevoll streichelte.
Als sie das letzte Mal bei mir auftauchte, lief sie federnd und elastisch die 46 Stufen hoch, ohne außer Atem zu geraten. Dieser kleine Treppenmarathon, den ich täglich x-mal rauf und runter renne, ist für mich in der Beobachtung meiner Patienten ein wichtiges Indiz, wie fit jemand ist. Meine Patientin überraschte mich zuletzt sehr, wie sie in offenbar bester Kondition und ausgezeichneter seelischer Verfassung verkündete: „Ich habe mich von meinem Freund getrennt.“
Ich glaube, es ist überflüssig zu erwähnen, dass es mich freute, zumal ich sah, wie sehr meine Patientin strahlte. So richtig. Von innen und außen. Ihr Haar sah nicht mehr annähernd so dünn und „zerzauselt“ aus wie einst. Es war prächtig und in ganzer Fülle nachgewachsen. Sie schüttelte ihre Mähne triumphierend und erzählte freudestrahlend von der kleinen Wohnung, die sie vor kurzem bezogen hatte. Einstein blickte sie begeistert an und wedelte mit seinem Schwänzchen, dass es den ganzen Hund schüttelte. Es sah aus, als wenn ihn plötzlich ein gewaltiges Erdbeben der Begeisterung überrollen würde, ein Freuden-Tsunami von den

Ohrenspitzen bis in die Zehen, während der Hund in freudiger Ekstase um die Patientin herumtanzte. So was nennt man einen Therapieerfolg. Messbar an der intensiv bekundeten Fröhlichkeit meines Therapiebegleithundes.

Kapitel 11

Holocaust in meiner Praxis

In den düsteren Novembertagen treibt es die Leute scharenweise in meine Praxis.

Neuerdings stand ich eine halbe Stunde eher auf, um mein Pensum zu bewältigen.

Ein interessanter Mann Mitte Vierzig kam zum Erstgespräch. „Beruflich ausgebrannt", erzählte er, „chronisch erschöpft seit Jahren". Er berichtete von seiner leitenden Funktion in einem Maschinenbau-Unternehmen, dass er definitiv zu viel arbeitete, dabei aber unglaublich viel Geld verdiene. Der Patient war außergewöhnlich gut aussehend, sehr groß, superschlank, strohblond. Schien ein echtes Blond zu sein. Seit zwanzig Jahren angeblich glücklich verheiratet mit einer Buchhalterin. Vier Kinder. „Wie schafft er das bloß alles", dachte ich grüblerisch. Anfangs beeindruckte er mich durch eine differenziert und klug wirkende Darstellung seiner Problematik. Dabei spürte ich wenig oder keinen sichtbaren Leidensdruck. Der Patient sprach von „Depressionen seit Jahren" und lächelte gleichzeitig. „Auweia", sinnierte ich vor mich hin – „perfekte Fassade".

Der Patient überlegte, sein Unternehmen zu verlassen und sich selbständig zu machen, um noch mehr Geld zu verdienen.

Mein inneres Alarmsystem meldete sich. Irgendwie glaubte ich, in seinen Pupillen plötzlich Dollarzeichen entdeckt zu haben. Dann erzählte er ein bisschen über seine Ursprungsfamilie: Vater, Mutter, Brüder und Schwestern, ein richtig großer Clan, alle trugen altdeutsche Vornamen und er war der Älteste. Gleichzeitig klagte er über einen hohen beruflichen Perfektionismus, der ihn immer weit über die Grenzen seiner Belastungsfähigkeit hinaus Überstunden machen ließ. Er sei hungrig nach Anerkennung. Offenbar hatte er die früher wenig oder kaum bekommen.

Dann berichtete er von einem Gerichtsverfahren, vor das man seinen Großvater gestellt hatte. Wegen schwerer Vergehen als Top-Nazi Kriegsverbrecher. Ich merkte, wie ich plötzlich fröstelte und mir etwas den Rücken hochstieg. Ich sah rasch zur Balkontüre, ob das Fenster gekippt war und daher die Kälte kam? Nein, die Türe war geschlossen. Im nächsten Moment schauderte ich erneut und spürte wie sich meine Haare auf den Unterarmen hochstellten.

Ich kam nicht dazu weiter nachzuhaken, so schnell huschte der Patient zum nächsten Thema. Hastig erzählte er irgendwelche Belanglosigkeiten. Ich merkte, wie verwirrt ich wurde und verlor in dem rasanten Tempo, das der Patient jetzt vorlegte, meine Konzentration endgültig. Die Stunde war um. Wir machten einen neuen Termin aus.

Eines wußte ich: Auf diese von dem Patienten nur in einem Nebensatz erwähnten Vergehen seines Großvaters musste ich zurückkommen. Mein inneres Warnsystem hatte etliche Alarmmeldungen gesendet. Zwar hatte ich sie registriert, aber dann blitzschnell ausgeblendet. Der neue Patient war wirklich klug. Raffiniert. Hier hatte jemand erfolgreich versucht mich von einer wichtigen Fährte abzulenken.

Mein superblonder Patient mit dem Burn-out kam regelmäßig. Er betrat die Praxis stets selbstbewusst auf seinen endlos langen Beinen. Groß und breitschultrig. Ein echtes Alpha-Tier. Entsprechend unwiderstehlich fand er sich auch und blinzelte mich stets selbstgefällig an.

In einer der letzten Sitzungen mit ihm war ich auf wahrlich sensationelle Details gestoßen. Der Patient berichtete nach hartnäckigem Insistieren meinerseits zögerlich Details aus seiner Familiengeschichte.
Er erzählte mir, wieso der Großvater vor das Kriegsgericht gestellt worden war. Es handelte sich um einen der größten und schlimmsten Naziverbrecher der Geschichte. Verantwortlich für den Tod von unzähligen Juden. Vor mir saß sein Enkel, der geradezu schwärmerisch von Großpapas „Warmherzigkeit und großem Familiensinn“ berichtete. Nun ja, es ist bekannt, dass mitunter selbst die übelsten Nazis hingebungsvolle Familienväter gewesen waren.
In mir tauchten widersprüchliche Gefühle auf. Ich schwankte zwischen anteilnehmendem Interesse, Neugier und absoluter Fassungslosigkeit, gepaart mit Entsetzen, dass vor mir der Enkel eines Naziverbrechers hockte und über Burn-out und Depressionen klagte.
Wobei man wissen muss, dass ein Burn-out in der Regel eine gut verkleidete massive Depression ist.
Gleichzeitig sträubten sich mir die Haare. Gedanken tauchten auf, Erinnerungen an sein Auftreten während der ersten Sitzungen. Als es mich ständig fröstelte in seiner Gegenwart.
Einstein schien auch nicht sonderlich begeistert von ihm zu sein und furzte überproportional häufig. So, als wollte er körpersprachlich zum Ausdruck bringen „Hier stinkt's gewaltig".
Der Patient war eine widersprüchliche Person, klagend und anklagend zugleich. Mitunter scheinbar schüchtern und wie ein Kleinkind um Hilfe bettelnd, im nächsten Moment zynisch und abwertend, wenn seine Wünsche nicht erfüllt wurden. In seiner Seele spürte ich eine nicht zu beschreibende Härte und Unbarmherzigkeit. Ich blickte in Augen, die wie eiskalte blaue Berggletscherseen glitzerten. Immer wieder begann ich zu frieren und zog meine Schultern hoch.
Meine Skepsis und Unfähigkeit, ihm vorurteilslos zu begegnen, wurde wenige Sitzungen später immer unübersehbarer. Das heißt,

selbst dem Dümmsten musste auffallen, dass wir beide partout nicht harmonierten. Immer wenn ich versuchte, ihn mit seinen vergangenen biografischen oder aktuellen beruflichen Problemen auf den Punkt zu bekommen, wich er aus und präsentierte mir seine Widersprüchlichkeiten. So was nennt man „Beratungsresistenz". Wobei ich gut verstehen konnte, dass er wenig Bock hatte, bei sich kritisch nachzusehen. Was sich unter Umständen „wiederholte". Großpapa und er, meine ich. Charakterologisch – vorsichtig formuliert. Ne, ne, die Nummer war ihm zu hart. Dann lieber stundenlanges Wehklagen, dass er „viel zu viel arbeite für viel zu wenig Geld" und „so schrecklich wenig Zeit für die Familie habe" und dass er im Grunde heilfroh sei, seine Familie die meiste Zeit nicht sehen zu müssen. In der Arbeit konnte er sich vor ihnen perfekt verstecken. Daher die vielen Überstunden.

Ich verbiss mir die Bemerkung, dass sein Großvater seinerzeit mit der eigenen Brut deutlich liebevoller umgegangen war. Hatte ihnen das Fechten beigebracht und noch andere schöne Dinge. Doch was konnte ich machen? Dem Typen aufs Maul hauen, bei seinen ständig extrem selbstverliebten Äußerungen wie: „Ich bin unglaublich attraktiv und wahnsinnig erfolgreich und es wäre fürchterlich schade, wenn ich nicht so weiter machen würde wie bisher"?

Im Grunde ging er ähnlich wie sein Großvater auch über Leichen. Im Büro wurde weggefegt, was ihm hinderlich im Wege stand. Ist auch nicht sonderlich schwer, wenn man glaubt, umwerfend männlich, superschlank und ultragroß zu sein. Durch und durch arisch halt. Verführerisches Grinsen in der Fresse. Rücksichtsloser Charakter. So hatte er es in ultrakurzer Zeit die Karriereleiter ganz nach oben geschafft. In seiner Familie gab es auch lauter Senkrechtstarter. Spitzenmänner. Ideologisch verblendet. Wie sonst kann man auf den absurden Gedanken kommen, wie der Großvater „ethisch minderwertiges Material" in die Gaskammer zu schicken. Zugegeben, ich ertappte mich bei ziemlich ambivalenten Gedankengängen, die einer Therapeutin eigentlich nicht würdig

sind. Denn da heißt es grundsätzlich Neutralität bewahren. Schaffte ich aber nicht. Wurde mir zunehmend immer weniger möglich.
Mitunter sah ich in meinen schlimmsten Albträumen mein Haus von Tausenden Seelen bevölkert, die seltsam dürr und verhungert und merkwürdig gepeinigt aussahen und allesamt gröhlten: „Halt dich fern von ihm", „schmeiß ihn raus".
Das tat ich dann auch in der nächsten Stunde. Sehr galant. Äußerst diplomatisch. Da er ohnehin nicht zu motivieren war, sich seiner Vergangenheit zu stellen, und nur darauf erpicht war, noch mehr Kohle in ultrakurzer Zeit zu scheffeln, verwies ich ihn an einen Unternehmensberater mit dem notwendigen Know-how.
Als der ihm für seine aufwendige Beratung eine Rechnung stellte, weigerte sich „Superblondi" zu bezahlen und drohte mit Rechtsanwalt. Jeder weitere Kommentar ist hier meines Erachtens überflüssig.
Bei mir hatte sich Blondi nie mehr gerührt. Gott sei Dank. Mein Schlaf verlief seitdem wieder friedlich, die Albträume hatten aufgehört. Keine jammernden Seelen meldeten sich mehr. Dem Himmel sei Dank.

Kapitel 12

Trauer- und Sterbebegleitung

Neben meiner Arbeit als Verhaltenstherapeutin bin ich Hospizhelferin. Hospizhelfer begleiten Menschen in den Tod. Sie stehen ihnen oder ihren Angehörigen bei, wenn es Zeit ist, zu gehen. Niemand weiß, was nach dem Tod passiert.
Ein Mensch stirbt und es gibt einen körperlichen Exitus. Dann erscheint auf den Monitoren der Überwachungsgeräte im Krankenhaus die Null-Linie und ein Piepton ist zu hören. Langgezogen, hell und durchdringend.
Doch was passiert mit der Seele, dem Geist? Großes Fragezeichen. Was macht die Seele, wenn der Verstorbene begraben oder verbrannt wird? Legt sie sich friedvoll daneben und hält ein Schläfchen oder begibt sie sich auf Reisen?
Hier wird es für mein Vorstellungsvermögen richtig kompliziert. Ich habe wenige Erklärungen für die Frage, was mit unseren Seelen passiert, falls es sie gibt. Schweben Seelen umher? Sind sie irgendwie intergalaktisch unterwegs? Umrunden wir als Verstorbene den Erdball ähnlich wie Satelliten? Werden wir zu schwarzen Löchern oder eher von ihnen verschluckt? Wandern wir als Seelen ins Paradies oder Fegefeuer? Barmherzige Ruhe und Frieden oder

immer währender Schrecken an einem Ort, vor dem es uns graut? Ist es das Nichts, vor dem wir uns fürchten, oder das ewige Gericht? Angst und Panik oder Hoffnung angesichts von Expeditionen in gänzlich neue Sternensysteme? Also, was passiert nach dem Tod? Ist es damit unwiderruflich vorbei? Oder gibt es ein Leben danach? Wirklich wichtige Fragen, die sich einem stellen, wenn man in die Jahre kommt. Irgendwann bemerkte ich, dass sich diese Fragen mir nicht etwa einmal in der Woche aufdrängten, sondern täglich. Mehrmals. Die Fragen meiner Patienten mischten sich mit den meinen, und ich stand ratlos da. Woher kommen wir? Wohin geht der Weg? Was ist der Sinn von alledem?

Ich fing an, mich mit dem Buddhismus zu beschäftigen. Die Idee, wiedergeboren zu werden, schien mir irgendwie nachvollziehbar. Doch allein den Gedanken an Reinkarnation fand ich nicht ausreichend.

Ich begann, mich mit den Ergebnissen der Hirnforschung zu beschäftigen. Höchst komplizierte Materie. Doch auch die Hirnforscher wussten nichts Genaues über das, was nach dem Tod passiert.

Dann beschäftigte ich mich mit spirituellen Themen. Hier entdeckte ich interessante Literatur zum Thema „Nahtoderfahrungen". Es wurde von Erlebnissen berichtet, bei denen Menschen, angesichts des Todes oder schon im Sterben begriffen, noch einmal zurückkamen und hinterher schilderten, was sie erlebt hatten auf der Schwelle zum Tod. Das war interessant. Doch allem fehlte meines Erachtens – mir als naturwissenschaftlich ausgebildetem Menschen – die empirische Beweiskraft. Ich hatte gelernt nur zu glauben, was man beweisen kann. So entschied ich mich nach monatelanger literarischer Recherche, die irgendwie unbefriedigend blieb, einen gänzlich neuen Versuch zu starten, um meine Fragen zu klären. Wer, bitte, sollte besser über die Fragen rund um Sterben und Tod Bescheid wissen als solche Menschen, die damit unmittelbar zu tun hatten?

Ein Zeitungsartikel über die Arbeit des örtlichen Hospizvereins stach mir eines Tages ins Auge. Aha, hier waren also die Leute, deren täglich Brot sozusagen das Sterben und der Tod waren. Gleichzeitig hatte ich in meiner Praxis einen akuten Fall, d. h., ein Patient war an einem Gehirntumor erkrankt und ich sah mich vor völlig neue Herausforderungen gestellt. Ich fühlte mich so wahnsinnig hilflos, zusehen zu müssen, wie der Tod in Riesenschritten auf meinen Patienten zumarschierte, ein Mann wie ein Baum, gerade mal Mitte Vierzig.

Da kam mir der Hospizverein gerade recht. Denn die boten eine Ausbildung an. Hier gab es die Chance für mich, etwas zu lernen.

Ich besuchte das erste Seminar. War fasziniert. Dann meldete ich mich für die Ausbildung an. Selten hat mich eine Fortbildung so sehr im Innersten berührt, wie diesen Weg der Hospizarbeit zu gehen, zusammen mit vielen anderen Menschen, die ähnlich dachten und fühlten wie ich.

Was ich vor meiner Ausbildung nicht zu träumen gewagt hatte, erfüllte sich in meiner Arbeit. In der Begleitung Trauernder und Sterbender. Ich erlebte zunehmend weniger Furcht und Schrecken vor dem Tod. Zugleich stieg meine Achtung vor denjenigen, die selbst im Angesicht ihres Endes ruhig und gelassen, oftmals sogar heiter blieben.

Ein schönes und prägendes Erlebnis war die Arbeit mit meinem Patienten, der den bösartigen Gehirntumor hatte. Hier kam mir die Präsenz meines Hundes Einstein sehr entgegen. Mit seiner umwerfenden Unschuld und Unvoreingenommenheit näherte er sich bedenkenlos Gesunden wie Kranken. Der Gehirntumor war Einstein absolut gleichgültig. Doch mir fiel im Kontaktverhalten des Hundes zu dem Kranken auf, dass Einstein verdächtig oft versuchte den Atem des Patienten zu erschnüffeln. Er sog ihn geradezu gierig ein. Es war schwer zu beurteilen, ob er den Geruch anziehend oder abstoßend fand.

Als der Patient nicht mehr in die Praxis kommen konnte, besuchten wir ihn zuhause. Anfänglich saß er noch im Rollstuhl. Später wechselte er ins Pflegebett.

Seine Frau kümmerte sich hingebungsvoll bis zuletzt um ihn. Ab einem bestimmten Zeitpunkt wusste ich genau, dass es jetzt nicht mehr lange dauern würde. Wir wussten es alle. Einsteins liebevolle Annäherungen und Anstupsereien hatten sich im Lauf der Besuche ein wenig intensiviert. Jedesmal, wenn er den Geruch des Patienten eingeatmet hatte, verharrte er einen Moment nachdenklich und setzte sich dann mit einem Ruck auf seinen knackigen, muskulösen Bulldoggenhintern, so, als müsse er angestrengt nachdenken.
In seinem zerknitterten Gesicht erschienen noch mehr Falten, während er seinen Schädel grüblerisch zur Seite neigte. So hockte er wachsam am Bett des Patienten, dabei absolute Ruhe ausstrahlend: „Mit mir an deiner Seite kannst du ganz getrost sein!“
Der Patient war von mir während unserer Besuche bestens darauf vorbereitet worden, was es bedeutete, von hier in eine andere Welt zu gehen. Er blieb bis zum letzten Atemhauch gefasst und gänzlich angstfrei. Ich erinnere mich gut, wie wir gelacht haben, insbesondere über das mitunter drollige Gehabe Einsteins, wenn er tapsig versuchte, sich mit den Vorderpfoten auf das Bett zu erheben und dem Patienten die Hände zu lecken.
Natürlich haben wir auch ein wenig geweint. Bei dem Abschied von diesem Patienten war die Trauer erheblich und dennoch unsentimental.
Als ich mich zum letzten Mal von ihm verabschiedete, spürte ich eine Träne, die über sein Gesicht gekullert war und auf meine Hand tropfte. Plopp. Sanft netzte sie meinen rechten Handrücken. Eine Träne der Trauer, der Rührung, der Dankbarkeit. Gleichzeitig war dies der wundervolle Beginn einer gänzlich neuen Arbeit, die durch meine Erfahrungen aus der Hospizausbildung zusätzlich genährt wurden. Mein Einstieg in die Arbeit mit Schwerstkranken und Sterbenden war erfolgt. Mit Einstein als unverzichtbarem Begleiter.

Kapitel 13

Tiergestützte Therapie – Möglichkeiten und Gefahren

Mein Einstieg in die tiergestützte Therapie erfolgte zu einem Zeitpunkt, wo nur ganz wenige an diese Möglichkeiten dachten. Zumindest ist mir kein(e) einzige(r) Kollege/Kollegin bekannt, der/die in Bayern seinen/ihren Hund mit in die Praxis genommen hätte. Falls das doch jemand tat, wurde das Begleittier klammheimlich versteckt.

Da ich nahezu 10 Jahre Vorstandsmitglied im Berufsverband Deutscher Psychologen war und sehr viel Verwaltungs- und Pressearbeit durch meine Hände ging, wäre mir ein Therapiebegleithund „in vivo" oder ein Thema in diese Richtung gehend sicher aufgefallen.

Ich persönlich bin quasi „aus dem Bauch heraus", völlig naiv, quasi per Zufall und der Not gehorchend auf die heilsame Entwicklung meiner Patienten gestoßen, nachdem ich sie mit meinen Hunden und Pferden in Kontakt brachte.

Die Entwicklung der tiergestützten Therapie hat historisch jedoch eine lange Tradition. Berichte, dass Tiere für therapeutische Zwecke eingesetzt wurden, gibt es bereits aus dem achten Jahrhundert. Auch

Quellen aus dem 18. und 19. Jahrhundert berichten von Versuchen einer tiergestützten Therapie im psychiatrischen Bereich.
Tiergestützte Therapie und tiergestützte Pädagogik wurden zuerst in den angelsächsischen Ländern erprobt und angewandt. Auch die wissenschaftliche Erforschung vom helfenden Einsatz von Tieren begann dort.
Die Einsicht, dass Tiere den Menschen therapeutisch unterstützen können, ihnen helfen und sie heilen, führte zu einer weltweiten Bewegung, die in den neunziger Jahren auch Deutschland erfasste.
Um die Potenziale tiergestützter Therapie optimal zu nutzen, darf man die Begegnung zwischen Patienten und Tieren nicht dem Zufall überlassen. Aus meiner Sicht müssen Patienten schon bei der telefonischen Anmeldung genauestens abgefragt werden, ob sie einen Hund während der Sitzungen dabei haben möchten oder nicht. Das kann nur der jeweilige Patient beantworten und entsprechend differenziert muss das Frageraster sein. Bei mir läuft das relativ unkompliziert ab. Ich frage nach Allergien gegen Hundehaare und ob jemand Angst hat. Die Angst muss genau kategorisiert werden. Jemand kann sich aus blanker Unerfahrenheit ängstigen, weil er es noch nie mit einem Hund zu tun hatte. Ein anderer hat vielleicht schlechte Erfahrungen gemacht, weil er gebissen wurde. Schlussendlich entscheidet der Patient am Telefon, ob er den Hund dabei haben möchte oder nicht. Im weiteren Therapieverlauf ergeben sich immer noch Meinungsänderungen selbst bei denjenigen, die meine Hunde noch im Vorfeld energisch abgelehnt hatten.
In meiner Besuchertoilette befindet sich z. B. ein Zeitungsartikel über meinen „Einstein als grottenhässlicher Therapeut". Das erweckt selbst bei den ängstlichen Kandidaten Neugier.
Selbstverständlich betreibe ich, bevor es zu einem Kontakt zwischen Hund und Patient kommt, gründliche Aufklärung: Niemals einem Hund in die Augen schauen und sich tief über ihn beugen – anfangs. Das kann Aggressionen beim Hund erwecken. Erste Berührungen dürfen niemals auf dem Kopf des Hundes ausgeübt werden. Erst einmal muss man das Tier Witterung aufnehmen lassen, indem man

die Hand hinstreckt. Je nachdem, wie sehr man sich dem Hund zu- oder abwendet, kann man seine liebevolle emotionale Zuwendung steuern. Einstein kann man sehr genau zeigen, ob man nun die maximale Knutschkugeloffensive haben möchte oder lediglich diskretes Schwanzwedeln.

Sollte ein Psychotherapeut planen, sich einen Therapiebegleithund zuzulegen, empfehle ich eine gründliche Ausbildung an einem seriösen Institut mit Akkreditierung. Das erfordert einen hohen Zeit- wie Kostenaufwand, der nicht zu unterschätzen ist.

Die Auswahl des Tieres ist meines Erachtens Geschmackssache, wobei ich empfehle, absolut ruhige, nervenstarke Hunde zu wählen, die eine hohe Frustrationstoleranz im Schmerz- wie im Aggressionsbereich besitzen.

Kapitel 14

Tipps für den Einsatz eines Therapiebegleithundes in der Psychotherapie

Besonders möchte ich einen einwandfreien Gesundheitszustand ans Herz legen. Nach der Jagd auf Igel fingen meine Hunde sich nette kleine Krabbelmonster ein. Flöhe. Am nächsten Tag kratzten sich einige Patienten. So etwas darf nicht passieren. Regelmäßiger Besuch beim Tierarzt zum Gesundheitscheck, wie z. B. Impfen und Entwurmen ist obligatorisch. Ich würde ebenfalls regelmäßig die Analdrüsen kontrollieren lassen. Wenn sich das Sekret der Analdrüsen im Teppichboden verankert – gute Nacht. Ebenfalls wichtig ist eine hohe Toleranzschwelle für Außenreize (Geräusche, schnelle Bewegungen): Mit meinem Einstein kann ich selbst bei Silvester problemlos im Freien spazieren gehen. Starke grobmotorische Bewegungsmuster von einzelnen Patienten findet er bestenfalls interessant und hebt dann fragend sein Haupt. Mehr nicht. Fußballspielen und Skateboard Fahren in seiner Gegenwart sind ein No-Go. Beides reizt seine tief in ihm steckende Kampfhund-Mentalität und dann kann man ihm

nur sehr schwer Ball oder Board abnehmen. In meiner Psychologischen Praxis gibt es vorsorglich weder das eine noch das andere. So kennt jeder Hundehalter die Marotten seines Ko-Therapeuten und muss lernen, damit angemessen umzugehen.
Bevor ein Hund mit in die Praxis genommen wird, sollte er bereits sehr gut erzogen sein. Eine Hundeschule ist unverzichtbar, damit der Therapiehund gehorcht.
Nicht zu unterschätzen ist eine hohe Stress-Toleranz gegenüber Schmerzreizen. Ich hatte mal eine Patientin, die ihre hochhackigen Stilettos meinem Einstein beim Versuch, ihn als Ablage für ihre Beine zu benutzen, in den Rücken gebohrt hat.
Ob eine ruhige und gelassene Gemütsverfassung des Hundes Voraussetzung ist, ist Geschmackssache, denke ich. Mir gefielen immer die in sich ruhenden, gerne auch phlegmatischen Hunde am besten, weil sie wesentlich einfacher im Therapieeinsatz steuerbar sind.
Allerdings sollte sich die Kontaktfreudigkeit in Grenzen halten. Einen ständig vor Begeisterung herumhüpfenden Hund finde ich unerträglich. Ebenso sind Kläffer schrecklich und evozieren Ängste beim Patienten.
Was die Intelligenz betrifft, halte ich Rassen mit eher mittlerer oder geringer Intelligenz für vorteilhaft. Diese können wesentlich längere Therapieabschnitte vertragen als Hunde, die mit maximaler Intelligenz ständig nach neuen Herausforderungen Ausschau halten.
Für die Arbeit als Therapiehund eignet sich nicht jede Rasse. Ich persönlich empfehle sogenannte Gesellschaftshunde. Dazu zählen u. a. Möpse und Bulldoggen.
Bei den Bulldoggen empfehle ich die französischen. Alles, was größer und schwerer als eine Englische Bulldogge ist, halte ich für weniger geeignet unter den Bulldoggen.
Um eine Englische Bulldogge zu erziehen, bedarf es äußerst fundierter Kenntnisse im Umgang mit Sturköpfen und jede Menge Humor. Sie könne für den Rest Ihres Hundehalter-Lebens nie mehr allein aufs Klo gehen, weil Ihnen dieser Vierbeiner treu

und brav hinterhertrabt und Sie bewundernd und mit schräggeneigtem Kopf bei der Erledigung Ihrer Grundbedürfnisse betrachtet. So schön ich Römische Kampfhunde oder Dänische Doggen finde – so etwas käme mir nie ins Haus. Denn welcher Patient will schon Auge in Auge vor einem Monsterhund hocken.

Sehr beliebt sind Golden Retriever und Labradore, weil sie ein hervorragend ausgeglichenes und aggressionsfreies Gemüt haben. Doch man sieht sie als Modehunde zu Tausenden herumlaufen. Das wäre mir als Hundebesitzerin schlicht zu langweilig. Ich liebe es, wenn sich Menschenmengen vor Begeisterung um meine Bulldoggen scharen und mich mit Fragen löchern: „Wie heißt er denn?“, „Was für eine Rasse?“, „Was frißt er?“, „Was wiegt er?“ Herrlich. Manchmal auch anstrengend.

Ideal sind eher kleine Hunde, weil hier der Kuschelfaktor größer ist und ein Patient einen zierlichen Hund leichter auf den Schoss nehmen kann als einen Koloss von 25 kg wie meine Engländer.

Wenn Sie sich einen passenden Therapiehund ausgesucht haben, wird die therapeutische Arbeit im Team eine unermessliche Bereicherung für den Therapiealltag sein.

Der allgemeine Wohlfühlfaktor in der Praxis steigt, vorausgesetzt, das Verdauungssystem des Ko-Therapeuten funktioniert einwandfrei. Ansonsten kann die Luft im Behandlungsraum schon mal stickig oder stinkig werden. Doch das trägt meiner Erfahrung nach eher zur allgemeinen Erheiterung bei.

Es sollten Räumlichkeiten vorhanden sein, die man gut und gründlich lüften kann. Der Erstkontakt mit den Patienten gestaltet sich entspannter und unproblematischer, die Therapie verläuft meist effektiver und definitiv fröhlicher.

Meine Patienten werden bei der telefonischen Anmeldung schon darauf hingewiesen, dass es Tiere in der Praxis gibt, um ihnen die Möglichkeit zu geben, gegebenenfalls einen anderen Therapeuten aufzusuchen.

Auch muss man schon im Vorfeld überprüfen, ob jemand Allergiker ist, der nach einer Viertelstunde eventuell einen Asthmaanfall bekommt, weil er eine Unverträglichkeit gegen Hundehaare besitzt. Einmal habe ich den Fehler gemacht, eine Patientin nicht nach ihrer Angst vor Hunden zu befragen. Als sie meinen Einstein erblickte, fing sie lauthals an zu kreischen und wäre mir fast rückwärts die Treppe herunter gefallen.

Es gibt jedoch noch weitere Dinge, die Sie vorher durchdenken sollten, um Enttäuschungen und Stress vorzubeugen: Erlaubt der Vermieter Haustiere? Ist Ihr Arbeitsraum so gestaltet, dass Ihr Hund Rückzugsmöglichkeiten hat? Ist ein Waschbecken leicht zugänglich? Sind Ihre Kollegen oder Ihr Chef damit einverstanden? Es ist wichtig, dass alle Beteiligten mit einem Tier am Arbeitsplatz einverstanden sind. Sind Sie Ihr eigener Chef, haben Sie es erheblich einfacher und können auch mit Rücksicht auf Ihren Ko-Therapeuten so lange arbeiten, wie Sie es beide vertragen. Wichtig ist ein gut strukturierter Arbeitsablauf mit genügend Pausen und festen Zeiten für Gassi und Fressen.

Kann jemand den Hund abholen, wenn er Durchfall bekommt? Mir ist es einmal passiert, dass einer meiner Hunde etwas Unverträgliches gefressen hatte und mir wenige Stunden später, mitten in einer Therapiesitzung, den hellen Teppichboden im Büro komplett verunreinigte. Vor Teppichböden kann ich nur warnen.

Wenn meine Hunde sich übergeben müssen, habe ich ihnen beigebracht, in meine Abfallkörbe zu kotzen. Bullys sind wahnsinnig gutmütig und es stört sie nicht, wenn sie bei Übelkeit eines meiner Abfallbehältnisse vor die Nase vorgehalten bekommen. In Ihrer Praxis sollte mehr auf Sauberkeit und Hygiene geachtet werden als bei einer Fußpflegerin. Regelmäßiges Saugen (vor allem während des Fellwechsels!) ist unverzichtbar. Ich habe einen Roboter-Staubsauger, auf den wir früher unseren Mops setzen konnten, der das toll fand, herumkutschiert zu werden.

Wenn Sie Ihren Hund professionell ausbilden lassen möchten, kommt eine Menge auf Sie zu. Eine Ausbildung ist zeitintensiv und nicht gerade billig. Neben mehreren Theorieblöcken gibt es noch Praxisseminare mit einer Prüfung am Ende. Das kann sich über viele Monate erstrecken; dazwischen muss sehr viel Beziehungsarbeit und Training stattfinden, bis alle relevanten Anforderungen sicher erfüllt werden können. Ernstzunehmende Ausbildungsstätten verlangen eine Nachprüfung der Hunde alle zwei Jahre.

Doch jetzt eine gute Nachricht: Es gibt einen sehr erfreulichen steuerlichen Aspekt für Ihren künftigen Therapiebegleithund. Sie können ihn und alle anderen Kosten, die er sonst verursacht (Tierarzt, Futter, hundefreundliche Gestaltung Ihrer Praxis, Trainerstunden) steuerlich geltend machen!

Sie werden sehr schnell erkennen, wie belastbar Ihr Therapiehund im täglichen Einsatz ist. Hier gibt es große individuelle Unterschiede. Meine Bulldoggen würden locker einen 10-Stunden-Tag wegstecken. Besser sollte ich sagen: wegschnarchen. Einen bewegungsfreudigen Husky oder Australian Shepherd würden Sie unter Garantie in den Wahnsinn treiben bei so langer Sitz- oder Liegehaltung.

Also stimmen Sie sich im Vorfeld mit einem hundesachverständigen Profi ab, was zu Ihnen und Ihrer Tätigkeit wirklich passt, und suchen Sie sich dann einen guten Züchter.

Sehr genau sollte man den Ruheplatz für den Hund im Behandlungsraum auswählen. Ich persönlich habe in meinen Praxisräumen überall die Türen offen stehen, so dass meine Hunde kommen und und gehen können, wie sie möchten. Auf jeder Ebene meiner Split-Level-Praxis stehen Hunde-Körbe, in die sie sich, je nachdem ob ihnen gerade ein Patient gefällt oder sie ihn schrecklich finden, zurückziehen können.

Bei einem einzigen Behandlungsraum empfehle ich Ihnen, den Korb in Ihre Nähe zu stellen, so dass sich Ihr Hund geschützt fühlt, denn Sie sind seine Bezugsperson. Je nach individuellem Bedarf ordnen Sie an, ob und wie der Kontakt zum Patienten verlaufen soll. Ich persönlich mische mich wenig ein und lasse Hunde und Patienten das miteinander „verhandeln“.

Selbstverständlich gibt es Situationen, in denen ich energisch eingreifen muss, etwa wenn Einstein plötzlich zum Schoßhündchen mutiert oder frisch geduschte und wohlriechend eingecremte Patientenbeine im Sommer versucht abzulecken.
Bei depressiven und weinenden Patienten habe ich am liebsten meinen Mops genommen und auf deren Schoß gesetzt. Spätestens nach wenigen Minuten war der Tränenfluss gestoppt und ein erstes Lächeln schlich sich ins Gesicht dieser Patienten.
Nach über 30-jähriger erfolgreicher verhaltenstherapeutischer Praxistätigkeit mit Hunden und Pferden kann ich sagen: Tiergestützt zu arbeiten verbessert nicht nur die Heilungserfolge bei den Patienten, sondern vor allem Ihre eigene Befindlichkeit.
Wenn Sie hundeverrückt genug und bereit sind, sich auf all das einzulassen, dann steht Ihrer steilen Karriere als erfülltes und erfolgreiches Therapiebegleithundeteam nichts mehr im Weg.

Über die Autorin

Rosa van Almen, Jahrgang 1951, arbeitet als Verhaltenstherapeutin seit über dreißig Jahren in eigener Praxis mit dem Schwerpunkt „lösungsorientierte Verhaltenstherapie".
Sie ist Diplom-Psychologin und besitzt einen zweiten Universitätsabschluss als Magister Artium in den Fächern Pädagogik, Kommunikationswissenschaften und Psychologie.
Ihre Behandlungsschwerpunkte sind Anpassungsstörungen, Ängste, Depressionen, Burn-out, Lebenskrisen (Beruf, Ehe, Familie), Schlafstörungen, Schmerztherapie und Somatisierungstörungen. Zu ihren weiteren Schwerpunkten zählen Bewegungs- und Sporttherapie, Coaching und Personalberatung, Entspannungstherapie (Atementspannung, Autogenes Training, Progressive Muskelrelaxation nach Jacobson, meditative Techniken), Hypnose, Tiergestützte Psychotherapie, Trauer- und Sterbebegleitung.
Im „Praxisteam" von Frau van Almen befinden sich seit über 30 Jahren von ihr selbst ausgebildete Therapiebegleithunde. Zu Beginn ihrer Praxistätigkeit besaß sie auch ein Therapiepferd, das sie speziell bei Kindern zum Einsatz brachte.

Dogs&Jobs

Tauchen Sie ein in die Welt der Therapie- und Assistenzhunde! Entdecken Sie vielfältige Möglichkeiten für den Alltag und die Arbeit mit Therapiehunden oder Assistenzhunden und profitieren Sie von einzigartigem Wissen.

www.dogsandjobsverlag.de
Ihr Fachverlag zum Thema Therapie- und Assistenzhunde: Fachbücher, Sachbücher, Biografien und Kinderbücher.

www.dogsandjobs.de
Dogs&Jobs: Die erste Fachzeitschrift rund um Therapie- und Assistenzhunde